Ratgeber

seelische Gesundheit
und
Spiritualität

Über die Bewältigung seelischer Krisen und das Hören von Stimmen

„Ist da jemand?"

Katrin Müller-Riemenschneider

Bibliografische Information der Deutschen Nationalbibliothek: Die Deutsche Nationalbibliothek verzeichnet diese Publikation in der Deutschen Nationalbibliografie; detaillierte bibliografische Daten sind im Internet über www.dnb.de abrufbar.

Foto: Eckhard Backhausen

Verlag:
BoD · Books on Demand GmbH, In de Tarpen 42,
22848 Norderstedt

Druck: Libri Plureos GmbH, Friedensallee 273, 22763 Hamburg

ISBN: 978-3-7693-1236-2

Meinen Brüdern

Inhaltsverzeichnis

1 Vorwort

Dieses Buch soll ein Ratgeber sein und die Erkenntnisse zur Bewältigung meiner seelischen Krise darlegen. Es kann vor allem für Betroffene und Angehörige eine Hilfe sein sowie für Therapeuten und medizinisches Fachpersonal. Es gibt aber auch erstaunliche Einblicke für spirituell offene Menschen.

Zur Einordnung insbesondere für Betroffene habe ich grob meinen Krankheitsverlauf aufgeschrieben. Und natürlich die Stationen hin zur Stabilität und Unabhängigkeit. Dazu jede Menge Strategien zur Bewältigung seelischer Krisen.

Hinzu kommt ein Kapitel zum Thema Stimmenhören. Mir ist glasklar, dass das für viele Menschen befremdlich wirken wird. Denn viele wissenschaftlich orientierte Menschen denken, dass diese Wahrnehmung nur in meinem Kopf ist, und dass es eine geistige Welt um uns herum nicht gibt. Hier empfehle ich einfach offen zu bleiben - für alle Wunder des Lebens!

Aussagen zu Medikamenten und Heilmitteln entsprechen einem Erfahrungsbericht und sind nicht wissenschaftlich belegt. Nachahmer/Nachahmerinnen sollten mit der nötigen Vorsicht vorgehen.

Ich habe einige hilfreiche Produkte erwähnt, jedoch ohne Angabe der Website zum Kauf. Ich möchte hier keine Werbung machen.

Damit jeder schnell das Gesuchte findet, habe ich ein ausführliches Inhaltsverzeichnis angelegt. Zusätzlich sind in Kapitel 4 (Strategien zur Bewältigung seelischer Krisen), die verschiedenen Hilfestellungen & Tipps ebenfalls durchnummeriert. Im letzten Kapitel (Chronologischer Krisenverlauf) findet man einen Überblick über die zeitlichen Abläufe während der Krise.

Fett markiert sind wichtige Inhalte. Mit einem Unterstrich versehen sind die näheren Erläuterungen bzw. Beispiele.

Ich benutze wahlweise und nach eigenem Ermessen die männliche und weibliche Schreibweise (m/w/t und man(n)/frau).

Ich bin für jeden dankbar, der/die mich auf meinem Genesungsweg begleitet hat. Hiermit sei allen einmal von Herzen gedankt.

2 Stationen der seelischen Krise

2.1 Ausbruch der Krankheit

Im Jahr 2000 hatte ich eine gesundheitliche Überlastungsreaktion, die mit einer Psychose endete.

Auslöser der Überlastungsreaktion war die sehr belastende Trennung von meinem damaligen Partner. Davor lag zeitlich eine anstrengende Prüfungssituation, nämlich die meines Diploms in der Forstwirtschaft. Die Belastung führte zu einer Schlaflosigkeit, auch weil ich mit niemandem über meine Probleme geredet hatte. Sie endete, wie schon beschrieben, als meine erste Psychose. Dabei versteht man unter einer Psychose einen Zustand, der mit einem Realitätsverlust einhergeht. Ich hatte damals einen Wahn. Eine Psychose wird als schwere, psychische Erkrankung eingestuft. Es gibt interessanterweise bei mir keine genetische Ursache (keine betroffenen Vorfahren oder Familienmitglieder).

Zur allgemeinen Info: Jeder Mensch bekommt eine Psychose, wenn er ca. 3 Tage überhaupt nicht schläft, also nicht einmal einen Sekundenschlaf hat.

2.2 Diagnose und Krankheitsbild

Die Diagnose lief im Jahr 2000 zunächst auf schizoaffektive Psychose und später auf Bipolarität hinaus, welche manische und depressive Phasen beinhaltet. Während die Depressionen mittlerweile sehr gut beschrieben und bekannt sind, ist die Manie immer noch für viele Menschen unbekannt.

Während meiner Manie um das Jahr 2002 herum hatte ich übermäßig viel Energie und konnte nur wenig schlafen. Zum Ende der Manie vor der Einweisung in die Psychiatrie hatte ich einen Wahn und das Gefühl, alles hinge mit allem zusammen und habe eine Bedeutung. Die gehörten Stimmen von Menschen und äußere Erscheinungen schienen einen Sinn zu ergeben. So tätigte ich zahlreiche Quatscheinkäufe und gab viel Geld für Sachen mit „Sinn" aus. Ich rannte viel und ausdauernd durch die Gegend und ließ mich von meiner Intuition und verschiedenen menschlich gehörten Stimmen („echte" Stimmen) leiten. Einmal landete ich im Keller eines Privatgrundstücks und wurde von einem Mann verärgert hinausgewiesen. Teilweise lief ich bis zur völligen Erschöpfung herum, immer getrieben von neuen Eindrücken und dem Gefühl, etwas Wichtiges zu entdecken.

Die Hypomanie, also der Zustand vor der eigentlichen Manie, wird von vielen Erkrankten als positiv und inspirierend empfunden. Energieüberschuss und Begeisterungsfähigkeit führen zu dem Gefühl, man reite auf einer Welle ganz oben auf. So ließ ich mich in den Anfängen damals auch von niemanden in meiner Umgebung eines Besseren belehren, ich wollte meinen Zustand gar nicht verändern und bin unter anderem deshalb im Zeitraum 2001 - 2002 in eine handfeste Manie geschlittert. In meiner Langzeittherapie achten meine Therapeutin und ich deshalb jetzt auch gut darauf, dass ich nicht in einen hypomanischen Zustand komme (Stand April 2024). Depressionen hatte ich von 2002 – 2009 noch nicht.

Stimmenhören im Sinne eines äußeren geistigen Einflusses (in meinem Fall ein Geistwesen oder Geist) tue ich erst seit dem Jahr 2009. Auslöser war eine besonders schwere Psychose. Mit dem Ende der beruflichen Verpflichtung im Zuge der österreichischen Waldinventur im Jahr 2009 habe ich mich getraut, das Medikament ohne ärztlichen Rat zu reduzieren und dann ganz wegzulassen. Ich war lange schlaflos und habe über den Zeitraum von drei Monaten rückwirkend auch keine genauen Erinnerungen. Ich hatte kein Zeitgefühl gehabt und mein Kalender war rückblickend drei Monate ohne Einträge gewesen, was normalerweise nie vorkommt, da ich meinen Kalender immer regelmäßig führe. Bei dieser dritten Psychose war ich weit weg von meiner Heimat Wolfsburg in Wien.

Die Depressionen waren zum ersten Mal im Jahr 2009 und danach im Zusammenhang mit einem psychischen Erschöpfungszustand zugegen, und das über einen längeren Zeitraum (ob Monate oder Jahre weiß ich nicht mehr so genau). Damals war mir alles zu viel: die Negativität und Nähe fremder Menschen, die destruktiven Stimmen. Die äußeren Einflüsse wie Mobbing durch Menschen und die Negativität der gehörten Stimme waren hier meiner Meinung nach ausschlaggebend. Einen physischen Erschöpfungszustand, wie bspw. nicht aus dem Bett kommen und nur herumliegen, hatte ich nie.

2.3 Das Trauma der Psychiatrie

Der erste Psychiatrieaufenthalt im Jahr 2000 war wegen der Zwangseinweisung mit Hilfe der Polizei und der Fixierung in der Psychiatrie so schwer traumatisierend für mich, dass ich jegliches Medizinpersonal noch ein Jahr danach komplett abgelehnt habe. Und eben damit einhergehend auch alle guten Ratschläge und Medikamente. Damals war ich in Freiburg.

Da ich bei der ersten Psychose gar nicht wusste, was mit mir los war, haben der ganze Zwang damals und die Fixierung Todesängste bei mir ausgelöst. Und auch Angst vor Vergewaltigung. Da ich 2000 breitbeinig auf das Bett festgeschnallt und nach der Spritze ganz allein gelassen worden bin in einer vergitterten Zelle, hatte ich die schlimmsten Ängste. Filme wie Stalingrad hatten da ihre Spuren hinterlassen, wo eine Frau auch so festgeschnallt von Soldaten vergewaltigt worden war. Ich konnte mich dann sogar noch teilweise aus der Fixierung befreien und meine Ängste so etwas lindern. Ohne die Situation einordnen zu können, war das der blanke Horror gewesen. Wenn ich auch Jahre später noch die Medikamente nur reduziert oder gar nicht genommen habe, hatte ich aufgrund des Traumas heftigste Alpträume und bin schreiend, um mich tretend und schlagend aufgewacht.

Bis zur nächsten Zwangseinweisung in die Psychiatrie im Jahr 2002 hatte ich eine Manie. Und irgendwann standen die Rettungssanitäter wieder vor meiner Haustür. Da bin ich dann aber freiwillig mitgegangen, um den Zwang und eine erneute Fixierung zu verhindern. So lief auch die Polizei nicht wieder bei mir auf. Da hatte ich die Situation in der Psychiatrie dann besser im Griff und auch nicht mehr diese Ängste wie beim ersten Mal. Ich kannte die

Gegebenheiten ja schon und konnte die Situation nun einordnen.

Was ich mir grundsätzlich für die Psychiatrie wünsche, sind die Verwendung von Netzbetten anstelle von Fixierbetten. Bei einem Fixierbett wird man bspw. mit vier Halteschlaufen an Armen und Beinen festgeschnallt. Bei einem Netzbett ist über ein Krankenhausbett ein Netz gespannt. Die freie Bewegung in einem Netzbett reduziert meiner Meinung nach die Gefahr von schweren Traumatisierungen durch die Behandlung in der Psychiatrie.

Laut Aussage meines Vaters, der im Jahr 2000 praktizierender Arzt war, hätte eine Valium gereicht, um mich zu beruhigen. Dann wäre mir der zwangsweise Aufenthalt in der Psychiatrie, mit all den negativen Folgen, erspart geblieben. Aber der Arzt, der damals die Polizei alarmierte, hatte Angst, dass ich einen Suizid begehe. Da ich nach dem Eintritt des Arztes in mein Zimmer die Rollos vom Fenster hochmachte, hatte er befürchtet, dass ich aus dem Fenster springen würde. Das war natürlich nicht wahr.

3 Stationen auf dem Weg zur Stabilität und Unabhängigkeit

3.1 Medikamentöse Behandlung

Von 2000 – 2009 bekam ich Medikamente gegen Psychose und Bipolarität (manisch-depressiv).

Beim ersten Klinikaufenthalt im Jahr 2000 war die Behandlung mit Haldol am schlimmsten. Damals hatte ich extrapyramidale Störungen, das heißt, die Bewegungsabläufe waren durch die Medikamente versteift und offensichtlich unnatürlich. Im Jahr 2000 waren die Nebenwirkungen der Medikamente deutlich stärker als heute, denn diese waren noch nicht so weit entwickelt.

Zwischen 2007 – 2009 war das beste Medikament Abilify. Damit habe ich die österreichische Bundeswaldinventur leistungsmäßig ganz gut hinbekommen und Vollzeit bis zu 12 Stunden gearbeitet. Nebenwirkungen gab es auch, aber ich bin in dieser Zeit bezüglich der Medikamente am besten zurechtgekommen. Bisher bin ich nicht dahin zurückgekommen, da auch im „Jetzt" (07/2024) die Stimmen des Geistwesen noch nicht ganz weg sind (siehe Kapitel 6.1).

Seit 2009 hatte ich Medikamente gegen Psychose, Bipolarität und Stimmenhören. Also noch mehr Medikamente und damit leider auch viel mehr Nebenwirkungen.

Nach 2009 war die beste Kombination Quetiapin (Schlaf & Konzentration & Entspannung) und Amisulprid (Stimmen & Konzentration). Bis zu dieser Langzeitmedikation habe ich sehr viel ausprobiert an Medikamenten (siehe Kapitel 9). Das birgt zwar Risiken, aber ich habe mühsam versucht, meine Arbeits- bzw. Leistungsfähigkeit wieder herzustellen und die beste Einstellung für mich zu finden.

Grundsätzlich waren die Medikamente für mich eine „Erste Hilfe" nach der Psychose zur Stabilisierung. Damit war zunächst das Schlafen wieder möglich. Später verbesserte sich dann auch die Konzentration.

Die Medikamente dienen bis heute als Phasenprophylaxe, um Rückfälle zu verhindern.

Dies gilt aber erst mit voller Compliance (Einsicht, Krankheitseinsicht) seit 2009. Vorher habe ich meine Medikamente nicht immer regelmäßig genommen oder in möglichst geringer Dosierung. Die Nebenwirkungen waren einfach unerträglich, die Compliance zwischen 2000 – 2002 nach dem traumatischen ersten Psychiatrieaufenthalt überhaupt nicht gegeben. Nach dem zweiten Psychiatrieaufenthalt 2002 bis zur Waldinventur im Jahr 2007 habe ich mal mehr und mal weniger Medikamente genommen und war oft leicht psychotisch (schlecht geschlafen, unkonzentriert, vermutlich hatte ich auch einen leichten Wahn). Während der Waldinventur von 2007 – 2009 war ich mit Abilify und Valproinsäure dagegen recht stabil eingestellt und konnte Vollzeit arbeiten.

Zwischen 2010 – heute habe ich meine Medikamenteneinnahme dokumentiert und werde im Kapitel 9 (Chronologischer Krisenverlauf – Diagnosen und Medikamente) noch etwas ausführlicher darüber berichten.

3.2 Stationen einer Stabilisierung

Im Jahr 2009 und 2010 hatte ich einige Aufenthalte in der Psychiatrie in Wien und auch mehrere Umzüge in die Umgebung von Wien.

Bei einem Retreat (Rückzug vom Alltag durch Meditation) in einer Waldhütte in den österreichischen Bergen habe ich vier spirituelle Frauen aus dem Burgenland kennen gelernt und den Startpunkt für eine Freundschaft und intensive Meditation gelegt.

Nach einem kurzen Aufenthalt in der Steiermark bei meinen Verwandten haben diese mich zu meinen Eltern zurückgeschickt.

So bin ich Ende 2010 nach Wolfsburg zurückgekehrt und bin wieder bei meinen Eltern eingezogen. Nach längerer Zeit wurde der Ausbau des Dachbodens in Auftrag gegeben, damit ich eine eigene Wohnung mit separatem Eingang und Küche habe. Im ersten Jahr zu Hause bin ich in den Chor gegangen und habe viel Sport getrieben. Zudem war ich vermutlich zu dieser Zeit schon ab und zu in der Kontaktstelle Wolfsburg, einer Einrichtung speziell für Menschen mit seelischen Erkrankungen, gewesen. Ich habe jeden Tag meditiert, in mehreren Etappen nicht unter 2 Stunden am Tag. Ich brauchte damals aber auch extrem viele Pausen, wegen Ermüdungserscheinungen durch die hochdosierten Medikamente. Seitens der Behörden wurde aufgrund meines Zustandes der Grad der Behinderung mit 60% eingestuft und ich erhielt einen Schwerbehindertenausweis.

Dann bekam ich ab Januar 2012 eine berufliche Reha genehmigt, die über ein Jahr dauerte und bei La Vie in Königslutter stattfand. La Vie ist eine berufliche Rehaeinrichtung mit Lehr- und Wohnangebot. Dazu gehörten einige berufsbezogene Praktika, die ich u.a. im Bereich Wissenschaft und Forschung absolvierte. Autofahren ging also und war auch nötig, da ich ja in Wolfsburg wohnte und gependelt bin. Natürlich habe ich dies mit meinem Arzt besprochen und genehmigen lassen. Nach der abendlichen Medikamenteneinnahme nehme ich aber natürlich bis heute (07/2024) nicht am Straßenverkehr teil.

In dieser Zeit habe ich mein Angebot an Waldmeditationen entwickelt und darüber auch eine eigene Homepage auf wordpress.com entwickelt. Da wird von WordPress zwar leider viel Werbung geschaltet, aber sie ist umsonst. Damals konnte ich mir nicht viel leisten, war Sozialhilfeempfängerin mit Hartz-IV-Bezügen vom Jobcenter.

Der Beginn meiner ambulanten Therapie lag im Jahr 2014. Nach nur einem Wechsel lernte ich meine Therapeutin kennen, die ich heute noch monatlich oder etwas seltener im Jahr aufsuche.

Eine große Herausforderung zur damaligen Zeit war für mich auch die EX-IN Genesungsbegleiterausbildung im Jahr 2015 in Bremen und Bremerhaven, weil ich da mit dem Zug hinfahren musste. Gehandicapt durch die vielen Nebenwirkungen, war das damals schon eine beachtenswerte Leistung, wie meine Freundinnen mir mitteilten.

Danach fand ich im Jahr 2016 vorübergehend bei EinFluss (Psychiatrische Tagesstätte Gifhorn GmbH) eine geringfügige Beschäftigung. EinFluss führte damals viele Schulungen und Vorträge durch, um Menschen über seelische Krisen aufzuklären. Allerdings dauerte meine Beschäftigung nur ein halbes Jahr, so dass ich selbst noch keine Erfahrungsberichte über mein Leben in der Öffentlichkeit gegeben hatte. Denn während der Zeit bei EinFluss bewarb ich mich auch weiter.

Dadurch bekam ich dann die Gelegenheit im Jahr 2017 bei den Niedersächsischen Landesforsten das Forstreferendariat zu beginnen. Das war seit 2009 die erste Beschäftigung, bei der ich bei kleinem Gehalt wieder sagen konnte, dass ich unabhängig war. Wohnhaft war ich weiterhin im Haus meiner Eltern. Mit Blick in Wald und Garten und so nahe an der Stadtmitte hätte ich sonst keine vergleichbare Wohnung gefunden. Ich brauche diese Ruhe in der Natur aber weiterhin für meine Genesung. Nach wie vor strengen mich bspw. zu viele Stimmen von Menschen an, insbesondere, wenn ich sie nicht kenne. Lange Zeit nach 2009 habe ich größere Gruppen von Menschen nur mit regelmäßigen Pausen überstanden bzw. ganz gemieden. Das ist heute nicht mehr so. Ich kann heute wieder an frühere Stärke vor der Erkrankung anknüpfen (Stand 07/2024).

Das Staatsexamen von 2017 - 2019 war die größte Herausforderung und bedeutete oft ganztags arbeiten, was ich nicht regelmäßig durchgehalten habe. Die viele Arbeit allein im Wald, wo ich auch meine Pausen so machen konnte wie ich wollte, ging aber auch ganztags ganz gut und war meiner Ansicht nach sehr heilsam. Meinen Ausbildungsleitern habe ich meine Schwerbehinderung mitgeteilt, so dass sie Bescheid wussten, wenn ich mehr Pausen brauchte oder früher Schluss gemacht habe. Meinen Kollegen habe ich überhaupt nichts erzählt. Damals merkte man mir meine Krankheit noch deutlich an, was mir sehr unangenehm gewesen ist. Also habe ich nichts erzählt und versucht, durchzuhalten bzw. mich da durchzukämpfen.

Dass ich die Prüfung nach zwei Jahren im Jahr 2019 bestanden habe, erfüllt mich noch heute mit Stolz. Das war aus meiner Sicht eine große Herausforderung. Die Note war leider nicht mehr so gut, wie ich es von Studien- und Schulzeiten von mir kannte, aber laut meiner Therapeutin war es trotzdem eine großartige Leistung und auch ein hohes Risiko (wegen der Gefahr eines Rückfalls durch Überforderung).

4 Strategien zur Bewältigung seelischer Krisen

Die Strategien zur Bewältigung seelischer Krisen sind bezüglich meiner „TOP 6" nach Wichtigkeit geordnet. Diese 6 Themen umzusetzen ist bei der Genesung nach einer schweren seelischen Krise meiner Meinung nach vorrangig und empfehle ich jedem besonders zu beachten. Zu diesen „TOP 6" Themen gehören vor allem Medikamente und Guter Schlaf sowie Bewegung & Sport, Soziale Kontakte, Meditation und Therapie. Neben den absoluten Basics Medikamente und guter Schlaf sozusagen ein „Rundum-Wohlfühl-Programm".

Danach fällt es mir etwas schwerer, die Hilfen zur Genesung zu gewichten. Es gibt einfach sehr viele verschiedene Ansätze, die helfen können und wichtig sind. Was hilft, ist von Mensch zu Mensch sehr verschieden.

4.1 Medikamente

Vorab möchte ich noch sagen, dass ich all jene sehr gut verstehen kann, die keine Medikamente nehmen wollen. Denn das habe ich auch erst ab dem Jahr 2010 konstant getan, nachdem das Stimmenhören begann. Von 2000 - 2007 waren mir die Nebenwirkungen auch zuwider. In dieser Zeitspanne hatte ich die vielen Betroffenen sehr gut bekannten Höhen und Tiefen. Von 2007 – 2009 gab es eine Konstanz der Medikamenteneinnahme während meiner Arbeit im Wald (österreichische Bundeswaldinventur).

1. **Medikamente zur ersten Stabilisierung**:

   Über Jahre die notwendigen Medikamente in gleicher Dosis einzunehmen, soll laut meines Arztes besser sein fürs Gehirn.

   Bei mir haben die Medikamente vor allem für guten Schlaf, für Entspannung im Kopf und die notwendige Konzentration gesorgt. Die überlebenswichtige Konzentration hat sich bei mir durch die Medikamenten über die Jahre von 2010 - 2017 langsam verbessert. Die ersten Jahre hatte ich Lücken in der Konzentrationsfähigkeit (Aussetzer), und meine Gesprächspartner mussten schon mal auf mich warten. Erst vor Beginn des Forstreferendariats im Jahr 2017 hatte ich bei einer Übung des Gehirntrainingsprogramms Neuronation (Übung „Parita") Spitzenwerte mit der Vergleichsgruppe.

2. **Bereitschaft zur Einnahme der Medikamente fördern:**

   Meine Medikamentencompliance (Compliance: Einsicht oder Krankheitseinsicht) war seit dem Jahr 2009 sehr gut, weil ich den Vorsatz hatte, <u>nie wieder</u> eine <u>Psychiatrie</u> von innen zu sehen. Ich habe die Medikamente also freiwillig, trotz starker Nebenwirkungen, immer eingenommen und nie vergessen. Ich hätte aber auch ohne sie nicht einschlafen können. Und die Bedeutung von gutem Schlaf war nach drei Psychosen, mit immer demselben Auslöser (Schlaflosigkeit), sehr präsent.

   Nie wieder wollte ich zudem die Angst haben, dass Rettungssanitäter und Polizei vor meiner Tür stehen und mich in meiner Privatsphäre stören bzw. diese mit Zwang beenden.

Des Weiteren leitet mich in Bezug auf die Medikamente der Satz: „Kopf geht vor"! Also trotz Nebenwirkungen der Medikamente sollten seelisch Erkrankte erstmal an die Genesung unseres wichtigsten Organs für das Überleben denken, nämlich den Kopf!

3. **Symptommanagement durch die Identifikation von Frühwarnzeichen:**

   Die Identifikation von Symptomen ist wesentlich für die Heilung! Das sind und waren für mich Schlafdefizite, Anspannung im Kopf und schlechte Konzentration über einen Zeitraum von wenigen Tagen. Traten diese Frühwarnzeichen auf, dann habe ich reagiert und die Dosis der Medikamente selbstständig erhöht. Nach einer deutlichen Erhöhung habe ich die Veränderung auch meinem Arzt mitgeteilt. Dabei hat das Symptom Schlaflosigkeit die Priorität 1. Bei der Wahrnehmung fast aller Symptome hilft die Meditation, die in diesem Kapitel unter Punkt 7 (Meditationstechnik Körperreise) näher beschrieben wird.

4. **Notfalldosis immer griffbereit:**

   Ich hatte und habe immer eine Notfalldosis im Schrank, die mich sicher zum Einschlafen bzw. Schlafen bringt. Unter anderen nehme ich das auch bei „gesunden" Menschen mit Schlafproblemen verschriebene Zolpidem zum Einschlafen. Zusätzlich habe ich viele Jahre Dominal zum Durchschlafen eingenommen. Seit dem Jahr 2023 brauche ich nur noch Zolpidem, dem Hanföl sei Dank (siehe Kapitel 5.3).

5. **Achtung vor einem „Verstärkungs-Effekt":**

   Wenn man die Medikamente zu schnell reduziert, bspw. innerhalb weniger Tage, landet man schon nach kurzer Zeit bei einer Dosis, die höher ist als die vor der Reduzierung („Verstärkungseffekt"). Das war jedes Mal ein sehr großer Frust für mich. Daher reduziere ich heute in einem 2 - 4 Wochen-

Rhythmus oder länger in kleinsten Schritten. Also eine kleine Änderung ca. 2 – 4 Wochen lang beobachten und nichts weiter verändern.

6. **Signale, die eine Medikamentenreduktion möglich machen:**

   Ein Anhaltspunkt zum Thema Reduzierung ist, wenn der Schlaf abends immer früher nach der Medikamenteneinnahme einsetzt und ich morgens immer müder aufwache, also beim Wecker klingeln kaum noch aus dem Bett komme. Nach der Reduzierung sollte man weiterhin gut ein- und durchschlafen können. Die Konzentration, bspw. auf das Zuhören bei einem Gespräch, sollte weiterhin gut sein. Eine angenehme Entspannung sollte spürbar sein, so dass ich zum Beispiel beim Meditieren wirklich eine psychische und physische Entspannung spüre.

7. **Möglichst nur an einer Stellschraube drehen, um den Überblick zu behalten:**

   Gerade wenn man verschiedene Medikamente und Heilmittel einnimmt, sollte man immer nur an einer Stellschraube drehen, also bspw. nur eines von zwei Medikamenten reduzieren und sonstige Heilmittel gleich belassen. Sonst weiß man nicht, wo eine Änderung hinführt, welche Symptome eventuell auftreten wie bspw. Ein- oder Durchschlafprobleme.

   Zudem ist es aber aus meiner Sicht auch sehr wichtig, dass man die Auswirkungen von Medikamentenveränderungen spürt. Nur so kann frau steuern und Änderungen bzw. Verbesserungen herbeiführen. Eine achtsame Wahrnehmung für den eigenen Körper, die ich durch das langjährige Meditieren mit der Körperreise (engl. auch Bodyscan) gelernt habe, ist hier essentiell bzw. sehr hilfreich.

Bei der **Meditationstechnik Körperreise** fühlt man die verschiedenen Regionen seines Körpers nacheinander. Man verweilt bspw. einige Sekunden bei seinem rechten Fuß und wandert weiter zum rechten Unterschenkel usw., fühlt sich also durch den ganzen Körper. Dabei verweile ich immer sechs Atemzüge in einem Körperteil. Grundsätzlich sei gesagt, dass das Beobachten des Atems die ursprünglichste aller Meditationstechniken darstellt. Der stetige Wechsel der Körperregionen bei der Körperreise hilft mir jedoch gut dabei, konzentriert zu bleiben.

4.2 Guter Schlaf

1. **Guter Schlaf ist heilsam:**

   Ich kann seit dem Jahr 2000 abends nur noch mit Medikamenten schlafen bzw. einschlafen. Schlaf ist essenziell, um schwere Traumata zu heilen, weil die geplagte Seele so einige Stunden ganz zur Ruhe kommen kann. Tagsüber konnte ich zwischen 2009 - 2023 nur meditieren, niemals schlafen. Heute, im Jahr 2024, kann ich in der Mittagspause auch mal wegnicken. Folglich war bei mir die Erholung in der Nacht besonders wichtig. Von meinem Arzt weiß ich, dass ich mind. 6 Stunden schlafen soll. Ich schlafe immer mehr (2009 bis 2023 ca. 9 Stunden und mehr, dann ca. 8 Stunden, heute seltener auch mal weniger), um mich gut zu erholen für den neuen Tag.

   Das Hanföl ist auch schlaffördernd (siehe Kapitel 5.3).

2. **Fester Schlafrhythmus und Rituale:**

   Die Medikamente sollte man abends immer zur gleichen Uhrzeit einnehmen und morgens mit dem Wecker aufstehen. So erarbeitet man sich einen festen Schlafrhythmus und schläft leichter ein und durch.

   Rituale können unterstützend eine geschätzte Routine entstehen lassen, wie beispielsweise immer einen Honig Tee nach dem Aufstehen trinken, um sich auf den Morgen zu freuen. Rituale können auch helfen, zu vermeiden, dass man abends im Bett liegt und denkt: „Ich muss jetzt schlafen". Denn mit diesem Druck schläft man garantiert nicht. Die Routine könnte dann zum Beispiel sein, abends im Bett immer noch zu lesen, bis frau so richtig müde ist.

3. **Bewegung für die nötige Bettschwere:**

   Wer sich sportlich betätigt, kann Stress abbauen und den Schlaf fördern. Körperliche Erschöpfung durch Bewegung an der frischen Luft fördert den Schlaf am besten. Wir Menschen sind für die Bewegung gemacht; wer nur herumsitzt, hat sich nicht genug ausgepowert und schläft vermutlich öfter nicht gut. Auch der Ehrgeiz für Leistungssteigerungen beim Sport ist besser als sich keine Ziele zu setzen. Vermeiden sollte man richtigen Leistungsdruck, weil Druck bekanntlich das Schlafen stört. Entspannt schläft es sich besser! Gymnastik kann zudem helfen, Schmerzen aufzulösen (z.B. Rückenschmerzen), die ebenfalls den Schlaf verhindern können.

4. **Hilfsmittel:**

   Für eine Entspannung zwischendurch habe ich meist eine Schlafmaske für die Augen und Ohropax dabei. Bezüglich Ohropax kann man sich auch eine Spezialanfertigung machen lassen beim Hörakustiker und zusätzlich noch Kopfhörer mit Geräuschunterdrückung aufsetzen. Dann ist es mal richtig „still".

4.3 Bewegung & Sport

1. **Tägliche Bewegung macht glücklich und hält schmerzfrei:**

   Besonders an der frischen Luft tut uns die Bewegung gut. Die Natur ist heilsam. Ein Aufenthalt im Wald hat viele erforschte positive Wirkungen, wie bspw. Stärkung des Immunsystems und Aktivierung des Parasympathikus, was die Entspannung fördert.

   Bei der Durchführung von Waldmeditationen von 2 – 3 Stunden habe ich die Teilnehmerinnen immer am Anfang und am Ende nach ihrer Entspannung und Gedankenstille gefragt. Am Ende waren alle entspannter und häufig auch stiller in Gedanken als am Anfang. In Japan gibt es „Waldbaden" von den Krankenkassen auf Rezept, so gut ist es, in der Natur zu sein. Bäume bilden auch viele ätherische Öle oder Terpene, die man tief einatmen sollte, um noch besser zu heilen. Grundsätzlich gebe ich hier die Empfehlung: Raus aus der Stadt, ab in die Natur!

   Auch täglich Gymnastik oder Yoga machen, bspw. zum Ausgleich für das viele Sitzen im Bürojob. Gymnastik und Muskelaufbautraining mache ich immer morgens, meistens am Abend noch ein zweites Mal. Vor 2019 war ich beruflich eine „Waldläuferin" und habe weniger Gymnastik gebraucht, um ausgeglichen zu sein.

4.4 Soziale Kontakte

1. **Familienkontakte und gute Freundschaften pflegen:**

   Meine Angehörigen haben mich immer sehr gut unterstützt.

   Die Familienmitglieder kennen einen in der Regel am längsten und unterstützen am besten. Dabei ist es wichtig über so manches familiäres Missverständnis einfach mal hinwegzusehen und Vergangenes irgendwann ganz ruhen lassen. Irren ist menschlich, wir machen alle Fehler! Langjährige Kontakte sind in schweren Krisen besonders wertvoll, weil hier schon Vertrauen vorhanden ist, das frau sich bspw. zu einer Therapeutin erst aufbauen müsste.

   Das gilt natürlich genauso auch für gute und langjährige Freunde.

2. **Gesprächspartnerinnen für Probleme haben:**

   In den ersten Jahren der schweren Krise nach 2009 habe ich einige alte Damen als Freundinnen gehabt, von denen mir heute leider nur noch zwei geblieben sind. Mit ihnen habe ich unter anderem über die Lösung meiner teilweise schwierigen Probleme, wie zum Beispiel Nebenwirkungen ausgeglichen werden können, gesprochen. Mit meinen gleichaltrigen Freundinnen ging das in der Tiefe damals eher nicht, weil deren Lebensweisheit aus meiner Sicht noch nicht so ausgeprägt war. Zu den älteren Damen hatte ich zum damaligen Zeitpunkt sogar noch mehr Vertrauen als zu meiner Therapeutin, weil wir uns schon vieler länger kannten und es eben keine professionelle Beziehung war.

Ich will damit eigentlich nur hervorheben, dass Betroffene nicht auf einen Therapieplatz warten sollten, da es wertvolle Hilfe auch anderswo gibt.

3. **Gemeinsam sich am Leben freuen:**

   Eingeladen habe ich zwischen 2009 - 2023 nur zum Frühstück, weil ich Frühaufsteherin bin und meine Leistungskurve vormittags am höchsten ist. Da konnte ich immer am längsten Gemeinschaft genießen. Über den Tag zum Abend wird meine Leistungskurve nämlich flacher und die Notwendigkeit von Pausen nimmt zu. Hier ist es wichtig, seine eigenen Fähigkeiten zu kennen, um auch lebenswichtige soziale Kontakte zu genießen. Da Menschen soziale Wesen sind, sind soziale Kontakte ein lebensnotwendiges Bedürfnis.

4. **Besuch einer Selbsthilfegruppe als wichtiger Anker:**

   In Wien hatte ich während der Waldinventur zwischen 2007 – 2009 Anbindung an eine Selbsthilfegruppe für Menschen mit bipolaren Erkrankungen. Im Jahr 2009 war ich auch einmal in einer Stimmenhörergruppe in Wien. Meine ersten Besuche in einer Selbsthilfegruppe ab 2007 waren wie ein „Ventil", das geöffnet wurde, wo viel Druck von mir abfiel. Endlich konnte ich über meine Probleme als seelisch kranker Mensch reden und wurde verstanden. Manche seelisch Erkrankte finden eine Selbsthilfegruppe sogar besser als eine Therapie, weil sie sich mit allen in der Gruppe auf Augenhöhe fühlen. Zudem kostet sie kein Geld, und viele erkrankte Menschen haben davon ja auch nicht viel.

Später habe ich dann in Wolfsburg die Kontaktstelle für Menschen mit seelischen Erkrankungen aufgesucht, von ca. 2010 - 2017.

5. **Singen bzw. Musik selbst machen sorgt für Glücksgefühle:**

   Seit 2010 bin ich in einem kirchlichen Chor. Gerade in der Kirche achten die Menschen noch mehr auf Gemeinschaft, was vielen seelisch Erkrankten guttut. Zudem ist vielen bekannt, das Singen glücklich macht. Auch das morgendliche Singen im Bad ist hilfreich bei depressiver Verstimmung.

   Zudem mache ich Musik mit Menschen, die mir guttun. Ich spiele mit meiner Klarinette sowohl im Duett als auch im Trio und trete auch mal auf. Entstehende Freundschaften geben einem zudem Kraft. Musik verbindet! Insbesondere für kinderlose Menschen ist das sehr wertvoll!

6. **Small Talk wertschätzen:**

   Meine Therapeutin hat oft das Thema Socializing angesprochen, also beispielsweise Small Talk mit Kollegen. Sie hob die hohe Wichtigkeit bezüglich Vertrautheit und relevanter Informationen hervor. Wir haben lange und viel an meinen Small Talk Fähigkeiten geschliffen, heute kann ich mich wieder mit jedem Menschen austauschen und freue mich darüber. Vor 2009 war das jedoch noch kein relevantes Thema für meine Therapie.

   Mit den meisten Menschen kann man zwar nicht über schwerwiegende Probleme reden, aber oft tut auch ein einfaches Gespräch sehr gut und kann einem helfen, schließlich sind wir soziale Wesen. Daher empfehle ich als seelisch Erkrankte, immer mal wieder das Gespräch auf Small Talk Ebene zu nutzen und sich nicht zu sehr zurückzuziehen.

7. **Urlaub als willkommene Abwechslung:**

   Als es mir nach 2009 wieder besser ging, habe ich in vertrauten Gefilden, wie meiner zweiten Heimat Österreich, kostengünstig Urlaub gemacht. Hier habe ich als Österreicherin sowohl Familie als auch Freunde durch meine Arbeit bei der österreichischen Waldinventur. Man kann sich also auch in seiner Heimat Abwechslung durch einen Ortswechsel verschaffen. Zudem ist das umweltfreundlicher als zu fliegen.
   In der Zeit nach 2009 bin ich nicht mehr so weit gereist wie früher, aufgrund der vielen Nebenwirkungen der Medikamente. Davor hatte ich unter anderem Aufenthalte in Brasilien (insgesamt 4 Monate) und Rumänien (insgesamt 1,5 Jahre) und war gerne unterwegs.

4.5 Meditation

1. **Meditation ist heilsam:**

   Seit 2009 meditiere ich täglich für das Erreichen von Gedankenstille, um die Stimme/das Geistwesen nicht anzuregen, mir seine Gedanken mitzuteilen.

   Ein weiteres sehr wichtiges Ziel ist das Leben im JETZT.

   Ich biete, was mir selbst sehr guttut auch für andere an. Dabei handelt es sich um meine selbst entwickelten Waldmeditationen (Homepage: www.waldmeditationen.de: „Im Wald die Seele heilen…"). Immer dabei ist bei mir der Bodyscan (Körperreise).

   Die zunehmende Gelassenheit durch Meditation lässt mich heute mit aufregenden Situationen entspannter umgehen. Während ich früher, auch schon vor meiner Erkrankung, öfter mal nicht einschlafen konnte bei Stress, passiert mir das heute seltener oder nur noch bei ganz großer Aufregung.

2. **Grübelschleifen auflösen:**

   Zu viel Nachdenken über bestimmte Themen lässt sich mit Meditation im Laufe der Jahre ebenfalls reduzieren. Man lernt, mehr auf sich und seinen Körper zu achten. Man bemerkt dann selbst schnell, wenn man bspw. zu katastrophisieren beginnt (frau malt sich die Katastrophe in Gedanken aus und macht das Ereignis oft schlimmer als es ist) und Angst vor etwas bekommt. Solche Gedanken können bspw. mit einem deutlichen gedanklichen „Stopp" oder visualisiertem Stoppschild unterbrochen werden. Danach einfach wieder achtsam und aufmerksam sein für den Moment/das JETZT und auf den eigenen Atem achten. Sich zudem bemühen, mehr wertfrei zu beobachten, also Situationen nicht immer gleich zu bewerten und zu kategorisieren.

3. **Barfuß laufen als Fußmassage und Erdung:**

   Es empfiehlt sich in der Natur barfuß zu laufen, weil das das Körpergefühl sehr stärkt. Dieses fehlt seelisch erkrankten Menschen gerade in der Anfangsphase einer Krise oder Psychose häufig. Am Fuß sind sehr viele Sinneszellen wie jeder weiß, der sich mal mit Fußreflexzonenmassage beschäftigt hat. Hier bedeutet die Massage eines Punktes am Fuß, dass bspw. ein inneres Organ ebenfalls profitiert, weil es hier eine Verbindung geben soll.

4. **Die kleinen Dinge genießen:**

   Ich habe durch die Meditation gelernt, die kleinen Dinge zu genießen, wie bspw. eine Tasse Tee im Sonnenschein. Mit einer geschärften Achtsamkeit für den Augenblick durch Meditation kann man viel mehr genießen.

5. **Die Macht der Autosuggestion:**

   Man kann am Ende einer meditativen Entspannung auch noch die Macht der Autosuggestion für Veränderungen bei sich selbst einsetzen, indem man sich beispielsweise positive Glaubenssätze aufsagt (Ich bin liebenswert/stark/intelligent/schön/achtsam/esse langsam/erreiche meine Ziele...). Damit versucht frau, ihr Unterbewusstsein positiv zu beeinflussen mit dem, was für sie besonders wichtig ist. Das stärkt das Selbstbewusstsein.

6. **Den Atem vertiefen als Entspannungs- und Konzentrationshilfe:**

   Frau kann auch beim Meditieren den Atem etwas vertiefen, dabei aber sanft und leise atmen. In der Folge entspannt man sich leichter und die Konzentration wird wieder besser.

7. **Regelmäßig kurze Pausen sind im Arbeitsalltag am effektivsten:**

   Wiederholt während des Tages kurz zu meditieren, stellt auch eine kleine Pause im Arbeitsalltag dar. Diese Pausen sind gesundheitsförderlich und können Stress und Stresssymptome wie Kopfschmerzen reduzieren. Wenige Minuten als Geübte reichen aus, um sich zu entspannen. Wer über Meditation zu einer guten Selbstwahrnehmung findet und bei der Arbeit Pausen einplant, wird nicht an einem Burnout erkranken. Denn durch die gesteigerte Selbstwahrnehmung merkt man schnell, was einem fehlt und kann gezielt, bspw. durch eine kleine Pause, gegensteuern.

   Für eine stetig gute Konzentration sollte man jedoch nach 60 – 120 min. auch mal eine längere Pause von 10 – 15 min. machen.

4.6 Therapie

1. **Eine vertrauensvolle therapeutische Beziehung aufbauen:**

   Wichtig ist die kontinuierliche Arbeit an einer vertrauensvollen und tragfähigen therapeutischen Beziehung. Hierbei empfehle ich, die Therapeutin nicht leichtfertig zu wechseln, denn Vertrauen stellt sich meist ein, wenn man jemanden lange Zeit kennt. Im Laufe der Jahre braucht man dann immer seltener einen Termin. Ich kenne meine Therapeutin seit 2014.

   Ich empfehle, einen Wechselwunsch bezüglich Therapeuten erstmal eine Weile auszuhalten und mit lebenserfahrenen Menschen, insbesondere älteren Freunden, darüber zu sprechen. Wenn möglich, auf einen Wechsel verzichten!

2. **Vorbereitet in die Therapiestunden gehen:**

   Ich habe zu Hause für mich die Probleme des Alltags notiert und mit in die Therapiestunden gebracht. Ich habe die mit der Therapeutin gemeinsam erarbeiteten Lösungen für meine Defizite aufgeschrieben und am Computer abgetippt. Diese Verbesserungsvorschläge habe ich viele Jahre regelmäßig gelesen, weil ich sie an meinem Meditationsplatz aufgehoben hatte. Heute geht es mir so gut, dass ich sie nur noch sehr selten ansehe.

   Das Schreiben hat meinen Geist entlastet und die Gedanken geordnet. So konnte ich meine Lösungen der Probleme erarbeiten und sogar Grübelschleifen auflösen. Aber irgendwann habe ich die alten Probleme auch losgelassen und meine Niederschriften diesbezüglich entsorgt. Die

Mitschriften in Form von Tagebüchern habe ich bspw. verbrannt oder zerrissen und im Altpapier entsorgt. Das achtsame Leben im JETZT ist mir immer noch das Wichtigste. Mein Tipp: nicht so viel zurückschauen, denn das ist das Leben in der Vergangenheit. Entscheidend ist aber das Leben im JETZT!

3. **In der Therapiestunde auch Grenzen setzen:**

   Ich habe in der Therapie auch lange Themen ausgespart, für die ich insbesondere in den ersten Jahren mehr Vertrauen gebraucht hätte. Und das habe ich auch klar gegenüber meiner Therapeutin kommuniziert, also jene Themen, worüber ich nicht sprechen wollte. Ich finde das wichtig, auch in der Therapie Grenzen aufzuzeigen; schließlich ist es eine professionelle Beziehung zu einem Therapeuten und nicht so vertraut wie vergleichsweise zu einer guten Freundin.

   Und ein paar Geheimnisse sollte frau ja auch für sich behalten!

4. **Metakognitive Therapie = „Denken über das Denken" positiv gestalten:**

   Seine eigenen Gedanken bewusst wahrnehmen und in positive Gedanken umstrukturieren lernen. Glaubt man bspw. von sich selbst ein Angsthase zu sein wäre der positivere Gedanke, dass man sei ein vorsichtiger Mensch sei. Ich habe bspw. mein Leistungsdenken reduziert und auch kleine Erfolge wirklich wertzuschätzen gelernt.

5. Therapie mit Tieren, um neue Seiten an sich und seinem Therapeuten zu sehen:

Bis heute haben mich die Tiere immer glücklich gemacht. Beispielsweise hatte ich lange Zeit Hunde zu Hause, mit denen ich auch spazieren gegangen bin. Schon während meiner Kindheit bin ich mit vielen anderen Tieren aufgewachsen, wie Kaninchen, Wellensittlich, Katze, Hund und Pferd. Meine Therapeutin arbeitet inzwischen mit Hunden und Pferden. Ich finde das einen guten und ergänzenden Ansatz zu der Gesprächstherapie. Das Setting mit Tieren ist ganz anders und man lernt seine Therapeutin mal von einer ganz anderen Seite kennen. Und sich selbst auch. Das kann richtig Spaß machen! Beispielsweise hat mir meine Therapeutin mitgeteilt, dass ich im Umgang mit dem Pferd einfach Freude hatte und gar nicht zielstrebig gewesen bin. Das Pferd und ich haben uns laut ihrer Beobachtung wirklich gut verstanden!

Hinweis:

Ab dem Kapitel 4.7 beginnen nun die Strategien zur Bewältigung seelischer Krisen, die nicht mehr nach Wichtigkeit geordnet sind wie die „TOP 6". Es sind einfach verschiedene Aspekte für eine erste Stabilisierung nach oder während einer psychischen Erkrankung. Viele Hilfen dienen auch einer guten Lebenszufriedenheit und machen vielleicht auch ein wenig Hoffnung auf ein besseres Leben.

4.7 Arbeit & Beruf

1. **Positive Wirkung des Berufs auf die Heilung:**

   Eine Aufgabe auszuüben, mit einer Bezahlung als Gegenleistung, ist wichtig für die eigene Unabhängigkeit. Sie dient in der Regel als Existenzsicherung, um Miete und Essen bezahlen zu können. Damit verbunden sind der Erwerb von Selbstvertrauen, einer Tagesstruktur und sozialer Kontakte. Wichtig hierbei ist der Aspekt, dass man lernt, auch Menschen auszuhalten, die man sich nicht selber ausgesucht hat; Das übt auch in Gelassenheit. Manch ein Betroffener empfiehlt diese beruflichen Beziehungen auch deshalb, weil man hier lernen kann, sich abzugrenzen. Geben und Nehmen sollte sich die Waage halten, man hat sich seine Kollegen ja auch nicht ausgesucht wie bspw. seine Freunde.

2. **Finanzielle Zuschüsse für Menschen mit einem Grad der Behinderung:**

   Das Integrationsamt zahlt einen Zuschuss ab einem Grad der Behinderung von 50% oder wenn man mit schwerbehinderten Menschen gleichgestellt ist. Die Gleichstellung prüft das Arbeitsamt. Der Zuschuss kann die Akzeptanz beim Arbeitgeber erhöhen, einen Menschen mit Handicap einzustellen. Außerdem muss der Arbeitgeber dann die Ausgleichsabgabe nicht mehr bezahlen. Die Höhe der Abgabe findet sich im Internet.

Auch der Vorteil eines erweiterten Kündigungsschutzes ist, bei Annahme des Zuschusses durch den Arbeitgeber, gewährleistet. Das Integrationsamt muss dann bei einem Kündigungswunsch des Arbeitgebers erst zustimmen, was eine erhebliche Hürde darstellt. Der Zuschuss des Integrationsamtes lag 2019 in Niedersachsen bei standardmäßig 36.000 Euro, verteilt über ca. 1 - 3 Jahre. Finanziert wird dies über die gesetzlich vorgeschriebene Ausgleichsabgabe von Unternehmen, die keine Menschen mit Behinderungen bei sich beschäftigen. Leider sind die Töpfe der Integrationsämter meist gut gefüllt, weil die Arbeitgeber sich oft lieber „freikaufen".

3. **Den Stress durch die Arbeit aushalten lernen:**

Von 2017 – 2019 habe ich mein Staatsexamen bei den niedersächsischen Landesforsten absolviert und durchgehalten. Das war damals eine sehr hohe Belastung. Ich habe mit meiner Therapeutin und meinen alten Damen die notwendigen Strategien entwickelt, um das zu schaffen.
Ich war viel im Wald unterwegs, teilweise ganztags und immer auch bei schlechtem Wetter und Regen. Ich denke, insbesondere das war heilsam. Ich empfehle allen seelisch Kranken, regelmäßig 4 – 6 Stunden Arbeit bzw. Bewegung an der frischen Luft in der Natur und insbesondere in der

heilsamen Waldluft, auszuüben. Auch zeitlich vor dem Staatsexamen gelegen, habe ich Praktika bspw. beim Waldforum Riddagshausen absolviert und war viel im Wald unterwegs. Dasselbe gilt auch für mein selbst entwickeltes Angebot von Waldmeditationen.

4.8 Umgang mit Stress

1. **Abgrenzung verbessern:**

   Als ich durch das „Tal der Tränen" gegangen bin nach 2009, mochte ich es überhaupt nicht, wenn mir fremde Menschen zu nahegekommen sind; Ich bin daher mit meiner Therapeutin durch die Stadt gegangen, sie meist hinter mir; eine Hilfe war, Geschwindigkeit rauszunehmen, langsamer zu gehen und die Umgebung zu scannen und zu bewerten („stimmt das, dass diese Person mir zu nahekommt und ich mich dadurch angegriffen fühlen muss?"). Wenn mir jemand viel zu nah kam, habe ich als Abwehrhaltung bspw. meine Hand auf Gesichtshöhe ausgestreckt, um wenigstens eine Armlänge Abstand zu Fremden zu halten. Beim Einkaufen habe ich den Einkaufswagen hinter mich gestellt, eine Strategie, auf die auch gesunde Menschen zurückgreifen. Das sind nur wenige Beispiele dafür, wie man lernen kann, seine Probleme sukzessive zu bewältigen und Strategien zu entwickeln, die einem helfen.

2. **Wichtig auch die Desensibilisierung:**

   Wenn man bei bestimmten Situationen unter Stress gerät, dann bedeutet Desensibilisierung, <u>sich der Situation trotzdem weiter aussetzen</u> und langsam dazuzulernen, wie man sich so verhält, dass man gut zurechtkommt. Dabei sollte man die Zeit, die man in der stressigen Situation aushält, langsam steigern. Bei Triggern, wie bspw. Worten, die schlagartig negative Emotionen bei einem auslösen, sollte man diese umformulieren und neue Gedanken entwickeln, die einen gelassener und entspannter werden lassen.

3. **Stressgedanken aufschreiben:**

   Bei Stress, die Gedanken auch mal aufschreiben, um sie anschließend bewusst beiseitelegen zu können und erst dann wieder darüber nachzudenken, wenn man das möchte. Durch das Aufschreiben strukturiert man die Gedanken auch und lernt Wichtiges von Unwichtigem zu unterscheiden. Das kann auch Grübelschleifen auflösen, indem man die eigenen Wiederholungen in Gedanken bemerkt und diese loslässt.

4.9 Selbstbewusstsein stärken

1. **Sein Gedächtnis trainieren:**

   Die Konzentration muss gut sein, um am Berufsleben teilhaben zu können und selbstständig bzw. unabhängig zu sein. Dazu habe ich, wie schon geschrieben, mit Neuronation Gehirntraining gemacht (kostenlose Basisübungen) und mache es ab und zu noch heute. Seit meinem neuen Beruf 2019 in einer kleinen IT-Firma, habe ich ein Tastaturtraining durchgeführt, um mein Schreibtempo zu verbessern. Dazu habe ich eine Kontrolle des Fortschritts durch einen Tipp Test in einer Vergleichsgruppe absolviert. So wusste und weiß ich immer, wie sich meine kognitive Leistungsfähigkeit in Bezug auf die Konzentration verbessert hat und ob Änderungen von Medikamenten einen (negativen) Einfluss nach sich ziehen (siehe auch Kapitel 4.1: Medikamente). Gute Leistungen im Vergleich mit andern haben mich immer gefreut, das Erreichen von Spitzenwerten hat mich vor 2023 ziemlich stolz gemacht. Insbesondere zu der Zeit, als man mir meine Krankheit noch angemerkt hatte und die Rückmeldungen vom Umfeld nicht so positiv waren, inkl. der Erfahrung von Mobbing. Auch eine Regelmäßigkeit, wie jeden Tag Karteikarten auswendig lernen, stärkt das Gedächtnis und durch Erfolge auch das Selbstbewusstsein. Ich habe für das Staatsexamen im Jahr 2017 mit dem Lernen von digitalen Karteikarten, mit Hilfe der „Intelli"- App begonnen, und ca. 2000 Stück im Kopf gehabt zu Prüfungszeiten (Achtung: beim Übertrag der App auf ein neues Gerät ist der Wiederholungsrhythmus der Karteikarten leider verloren gegangen, so dass ich „Intelli" nur begrenzt empfehlen kann). Bei dem Gehirntrainingsprogramm Neuronation habe ich dann, in der Kategorie Gedächtnis, wirklich gute Werte erzielt.

2. **Unabhängigkeit durch Ausbildung & Beruf:**

   Mit Hilfe einer bezahlten Ausbildung oder Arbeit die eigene Unabhängigkeit zu erreichen, kann einen sehr selbstbewusst machen. Mit dem Referendariat ab 2017 hatte ich wieder finanzielle Unabhängigkeit erlangt und mich darüber sehr gefreut.

3. **An sich glauben und sich verteidigen:**

   Ich bin kein „Psycho" oder eine „Schize" (Beispiele für Mobbing), sondern stehe mit beiden Beinen im Leben. Viele lange Jahre konnte man mir meine Krankheit leider anmerken, worunter ich sehr gelitten habe. Ich habe aber immer versucht, mich gegen Anfeindungen und Mobbing zu verteidigen. Erst seit ca. 2021/2022 habe ich Rückmeldungen bekommen, dass man mir nichts mehr anmerkt von einer seelischen Krankheit. Seit 2023, dass ich wieder fröhlich bin und mehr lache (also nach Beginn der Elektrotherapie, nach 14 teilweise sehr schweren Jahren). Das hat sich auch positiv auf mein Selbstbewusstsein ausgewirkt.

4. **Einen Selbstverteidigungskurs wahrnehmen:**

   Auch ein Selbstverteidigungs- bzw. Selbstbehauptungstraining hatte ich nach 2014 auf Empfehlung meiner Therapeutin absolviert. Man kann sich beispielsweise bezüglich seiner Körpersprache Gedanken machen und ob man sich gut verteidigen kann. Zeigt frau eine ernstzunehmende Abwehr, kann sie in gefährlichen Situationen entsprechend selbstbewusst auftreten.

5. **Ein Kommunikationstraining absolvieren:**

   Ein Kommunikationstraining kann auch dabei helfen, wie man die eigenen Bedürfnisse erfolgreich kommuniziert.

   Auch während meiner Therapie, war das Training von Social Soft Skills, wie bspw. Small Talk, sehr wichtig. **GFK** (gewaltfreie Kommunikation nach Marshall Rosenberg) kann helfen, die eigenen Bedürfnisse wertschätzend und verbindend zu kommunizieren. Die Erfahrung von zunehmend positivem Austausch bringt Freude und lässt Selbstbewusstsein und das Gefühl für die eigene Selbstwirksamkeit wachsen.

   GFK orientiert sich an den menschlichen Grundbedürfnissen, fördert die Wertschätzung derselbigen und damit auch die eigene Selbstannahme und Identitätsfindung.

4.10 Ausgleich zu den Medikamenten schaffen

4.10.1 Normalgewichtig trotz Psychopharmaka

Bestimmte Psychopharmaka erzeugen mittlere bis starke Hungergefühle, mit denen ich umzugehen gelernt habe. Mein Normalgewicht habe ich mit den vorgestellten Maßnahmen immer gehalten, war/bin aber natürlich nicht mehr so schlank wie früher vor der Krise.

1. **Nur mit Natursüße genießen:**

   Um mit den Medikamenten nicht zu dick zu werden, habe ich die industriell hergestellten Süßigkeiten weggelassen und nur noch selbstgemachte Leckereien und Natursüße genossen. Dazu gehören Obst, aber auch Direktsäfte, Marmelade und Honig. Wenn man dieses Ziel konsequent durchhält, hat man oft schon nach 1 – 3 Monaten keinen Bedarf mehr nach Süßigkeiten wie Schokolade, Gummibärchen oder anderen industriell verarbeiteten Lebensmitteln und nimmt spürbar ab. Als Nachtisch reicht dann nach der Entwöhnung oft schon süßes Obst, wenn es etwas süßer sein darf auch mal Trockenobst oder ein Marmeladen- bzw. Honigbrot.

2. **Nur 3 Mahlzeiten am Tag:**

   Im Laufe der Jahre habe ich nur 3 Mahlzeiten am Tag gegessen und außer Wasser und ungesüßten Tee zwischendurch nichts getrunken. Nach mehr als 4 Stunden kann man sich mal einen Apfelsaft mit Wasser oder einen Milchtee gönnen, gerade bei sportlichen Aktivitäten braucht man auch etwas Energie. Abends vorm Einschlafen brauchte ich zudem viele Jahre eine Kleinigkeit, wie eine Handvoll Nüsse oder eine Honig- oder Bananenmilch, um nicht zu hungrig zu sein. Sonst konnte ich nicht ein bzw. -durchschlafen. Ziel für mich ist es jedoch immer, nichts mehr nach dem Abendbrot zu essen, wie vor der Krise als gesunder Mensch.

Übrigens ist morgens müder, wer zur Nacht normal oder viel isst. Mit einem Hungergefühl am Morgen, kommt frau leichter aus dem Bett.

3. **Kein Fasten mit mittlerer oder hoher Dosis Psychopharmaka:**

   Ich darf laut ärztlicher Empfehlung leider nicht mehr fasten, weil mein Körper zum Ausgleich für die Medikamente regelmäßig Energie braucht.

4.10.2Entlastung von Leber und Niere

1. **Auf Alkohol verzichten:**

   Ich habe seit 2009 keinen Alkohol mehr getrunken. Seitdem sind meine Medikamente nämlich im Vergleich zu 2000/2002 stark erhöht gewesen, da ich ja auch noch die Medikamente gegen Stimmen nehmen musste. Mit dieser Maßnahme wollte ich meine Leber entlasten. Bis heute sind meine Blutwerte beim Arzt auch gut. Lediglich im Jahr 2009 habe ich die Valproinsäure weggelassen, aufgrund einer Blutuntersuchung in der Psychiatrie in Wien.

   Gut, dass die Überwachung durch das Gesundheitssystem damals funktioniert hat!

2. **Viel Wasser trinken:**

   Ich habe immer sehr viel Leitungswasser getrunken, damit der Körper unnötige Medikamente und sonstige Gifte besser ausspülen kann. Und zwar mehr als 3 Liter am Tag. Auch um Kopfschmerzen zu vermeiden. Der Niere tut das viele Wasser trinken auch gut bei der Selbstreinigung. Es gibt auch Medikamente, die schwerpunktmäßig über die Niere abgebaut werden, und nicht über die Leber.

3. **Heilerde einnehmen:**

   Auch Heilerde kann auf natürliche Weise helfen, Gifte auszuleiten, weil sie viel absorbieren kann. Der Abstand zu lebensnotwendigen Medikamenten sollte jedoch etwa 2 Stunden betragen, weil die Heilerde deren Wirkung reduzieren kann.

4.11 Tagesstruktur

1. **Sich eine Tagesstruktur erarbeiten:**

   Medikamente immer zur gleichen Zeit am Abend vor dem Schlafen gehen einnehmen, morgens früh mit Wecker immer zur gleichen Zeit aufstehen.

2. **Rituale einhalten:**

   Sehr hilfreich ist es auch, Rituale zu haben, die einem gut tun. Zum Beispiel kann man direkt nach dem Aufstehen einen schwarzen Tee mit Zitrone und Honig trinken. Darauf freut man sich dann und steht leichter auf. Zudem macht der Überhang der Medikamente und die damit einhergehende Müdigkeit das Aufstehen schwerer. Der schwarze Tee weckt da auf und ist gesünder als Kaffee. Alternativ kann man grünen Tee trinken, denn der hat auch wachmachendes Teein und weitere positive Aspekte für die Gesundheit. In einer Karte eines asiatischen Restaurants habe ich auch einmal gelesen, dass Tee auch als spirituelles Getränk betrachtet wird.

3. **Gymnastik am Morgen:**

   Nach dem Tee Gymnastik oder einen Morgenspaziergang machen für einen beweglichen Start in den Tag. Gymnastik kann schmerzfrei halten. Mit diesen Tipps läuft dann bald alles erfreulich rund am Morgen und frau hat genug Energie für den neuen Tag!

4. **Verpflichtungen erledigen:**

   Aufgaben erledigen wie Einkaufen gehen, Rechnungen überweisen, Wohnung aufräumen u.v.m., geben einem ebenfalls Struktur und Halt. Dafür müssen seelisch erkrankte Menschen manches Mal viel Energie aufwenden, aber es lohnt sich, Ordnung zu haben und die Übersicht zu behalten. Eventuell helfen ein Notizblock mit To-Do-Liste und für die Medikamenteneinnahme eine Alarmfunktion auf der Uhr.

4.12 Fortbildung

Fortbildungen können inspirieren und spannende neue Erkenntnisse eröffnen, die einen wirklich weiterbringen:

1. **Meditationskurse:**

   In der schwersten Phase in den Jahren 2009 – 2011 habe ich viel meditiert und auch entsprechende Kurse besucht. Einige Kontakte daher halten bis heute.

2. **Praktika absolvieren:**

   Ich habe ein Praktikum im Waldforum Riddagshausen während der beruflichen Rehabilitation absolviert. Das hat mir sehr gutgetan, viel an der frischen Luft und unter Gleichgesinnten zu sein. Ich habe dort sogar selbst Fortbildungen angeboten, und zwar zum Thema Waldgräser.

3. **Ausbildung mit genesungsrelevanten Inhalten:**

   Eine intensive Beschäftigung mit Recovery Themen (Genesung, Wiedererlangung) kann helfen, die eigene Erkrankung besser zu managen. Im Jahr 2015 habe ich vom Jobcenter die Ausbildung zur Genesungsbegleiterin genehmigt bekommen.

4. **Waldführungen:**

   An Waldführungen teilnehmen oder selbst welche anbieten. Während der Praktika für die berufliche Reha, habe ich Waldmeditationen angeboten und eigene Programme entwickelt (siehe Homepage: www.waldmeditationen.de). Das macht Spaß und fördert den eigenen Genesungsprozess.

4.13 Ziele haben

1. **Selbstvertrauen stärken, Ängste überwinden:**

   An sich glauben (lernen), dass man etwas erreichen kann. Sich Ziele setzen und diese erreichen. Das können auch kleine Ziele sein für den Anfang. Hier ganz individuell nach innen hören und Ängste langsam und stetig überwinden (siehe auch Kapitel 4.9: Selbstbewusstsein stärken).

2. **Seine wichtigsten Ziele mit aller Kraft erreichen wollen:**

   Nach 2009 war mein wichtigstes Ziel: „Nie wieder eine Psychose, nie wieder ein Klinikaufenthalt/Psychiatrie". Dann lieber Medikamente konsequent einnehmen, ohne Unterbrechungen oder starke Dosisschwankungen. Das habe ich dann auch erreicht und mir damit zudem eine sehr gute Compliance (Einsicht in die Notwendigkeit der Medikamenteneinnahme) erarbeitet.

   Tatsächlich ist es besser, seine Ziele positiv zu formulieren, wie bspw. „ich bleibe für immer stabil". Aber auch die Angst ist eine starke Triebfeder von uns Menschen und schützt uns auch. In Anbetracht der vergangenen, großen unterbewussten Angst, es könnten wieder Sanitäter vor meiner Tür stehen und mich meiner Freiheit berauben, hat mir das Ziel „nie wieder Psychiatrie" schon sehr gut geholfen und ist bis heute von Bestand.

   Ein kleineres Ziel für Betroffene schwerer psychischer Erkrankungen könnte auch sein, die eigene Konzentrationsfähigkeit wieder herzustellen. Hier hilft insbesondere die regelmäßige

Medikamenteneinnahme. Laut ärztlicher Aussage profitiert das Gehirn hier besonders von relativ stabilen und gleichartigen Medikamentendosen, also lange Phasen mit demselben Medikament oder derselben Medikamentenkombination durchhalten.

3. **Normalität als Ziel:**

   Dadurch, dass in unserer westlichen Gesellschaft psychische Erkrankungen oft mit dem Urteil „verrückt" einhergehen, ist mir das Wiedererlangen einer „Normalität" immer ein wichtiges Ziel gewesen. Dadurch habe ich mich auch besonders an Menschen orientiert, die keine seelische Erkrankung hatten.

4. **Erfolge erzielen:**

   Grundsätzlich verfolge ich meine Ziele sehr konsequent. So habe ich im Jahr 2019 auch das Staatsexamen in der Forstwirtschaft bestanden. Ziele können also auch reale Erfolge nach sich ziehen, die glücklich machen können, wenn frau sie genügend wertschätzt. Aber auch kleinere Ziele zu erreichen, wie gute Ergebnisse im Gehirntraining oder ein Zertifikat, können motivieren.

5. **Erfolge feiern:**

   Anspruchsvolle Ziele erreicht zu haben, führt meist dazu, auf sich selbst stolz zu sein. Das sollte frau dann auch feiern! Am besten mit nahestehenden Personen.

4.14 Spiritualität

1. **Stimmenhören – Hoffnung haben:**

   Das Bewusstsein um die Anwesenheit von Geistern, ist durch das Stimmenhören für mich ganz klar und glaubhaft geworden. Auch der Sinn des Lebens scheint für mich daher einfach greifbar. Alles steht miteinander in Verbindung, und die Gewissheit auf ein Leben nach dem Tod gibt mir sehr viel Vertrauen.

   Wer das liest, offen ist und denkt „es könnte sein…", für den kann meine Erfahrung auch eine Hilfe oder Hoffnung sein.

2. **Wissen statt Glauben:**

   Vor der Zeit des Stimmens hören im Jahr 2009 war mein Glaube intuitiv, ohne Beweise. Seitdem ich ein Geistwesen sehen und hören kann, ist es für mich ein sicheres Wissen um die geistige Welt, die uns alle umgibt. Eine ehemals gute Freundin hat mir auf dem Sterbebett gesagt, ich sei jemand, die den stärksten Glauben hat von denen, die sie kennt. Die alte Dame war Christin.

3. **Dankbar sein für die kleinen Dinge im Leben:**

   Vorbild von mir sind am ehesten die Nonne/der buddhistische Mönch. Genügsam sein, lernen, mit den kleinen Dingen im JETZT glücklich zu sein, erscheint mir als das Wichtigste. Vieles funktioniert ja leider nicht so gut wegen der Erkrankung und den daher notwendigen Medikamenten. Meine Leistungsfähigkeit ist auch heute immer noch herabgesetzt. Im Fachjargon spricht man auch davon, dass die soziale Teilhabe geschmälert ist. Über ein

Jahrzehnt nach 2009, bin ich abends nur schlafen gegangen und nie auf Partys. Ich hätte sowieso nicht durchgehalten. Also habe ich meine Freunde immer tagsüber getroffen und Pausen eingeplant. Es ist wichtig, dass frau lernt, das schamfrei zu kommunizieren. Ich bemühe mich stets, achtsam und gedankenstill zu sein und meine Einschränkungen nicht zu bedauern. Also nicht traurig sein, grübeln oder zu viel über die Fehler der Vergangenheit nachdenken! Dankbar zu sein, auch für die kleinen Dinge des Alltags, ist ein Schlüssel zum Glück.

4.15 Sinn

1. **Sinn finden durch einen Glauben:**

   Spiritualität gibt einem Sinn (siehe Kapitel 4.14), da frau weiß, dass nicht nur das Materielle und die bloße Existenz hier auf Erden von Bedeutung sind.

2. **Sich für die Welt interessieren:**

   Ich war immer interessiert an der Welt und bin nicht nur um mich selbst gekreist, trotz schwerster Krise. So sieht das jedenfalls meine Therapeutin, die mich heute schon seit 10 Jahren mit abnehmender Intensität begleitet (Stand 2024). Heute höre, sehe oder lese ich beispielsweise jeden Tag Nachrichten. Einschränkend ist zu erwähnen, dass, als es mir sehr schlecht ging, ich auf das Sehen von Nachrichten verzichtet habe, weil das im Tal der Tränen für mich zu negativ war. Ich erinnere mich aber ehrlicherweise auch ungenau an eine längere Zeit zwischen 2009 - 2013, in der ich mich wegen der immensen Negativität politisch gar nicht informiert habe. Dazu ist zu sagen, dass beim Blick in die Vergangenheit meine Erinnerungen aufgrund der Psychosen oder langjährigen psychotischen Zustände eher schlecht sind. Denn dadurch sind „große Lücken" entstanden und Vergangenes ist im Nirgendwo versunken. Laut meiner Freiburger Studienfreundin hatte ich im Zeitraum 2000 – 2006, in dem ich meistens leicht psychotisch war, ebenfalls einen eingeschränkten Blickwinkel und habe wohl häufig von meiner Krankheit gesprochen.

Für Kinder & Jugendliche, Tiere, die Umwelt oder auch nahestehende Personen habe ich mich jedoch immer interessiert.

4.16 Partnerschaft

1. **Allein und glücklich:**

   Auf einen Partner habe ich ewig verzichtet. Ich wollte nach dem Tal der Tränen erstmal den Berg erklommen haben und wieder alles überblicken, bevor ich mich auf jemanden einlasse. Ich wollte allein wieder glücklich sein können, bevor ich mich binden wollte.

2. **Erstmal stabil:**

   Ein Bindungswunsch ist erst wieder gekommen, als ich gesünder und stabiler wurde. Insbesondere die Behandlung mit dem Elektrotherapiegerät hat mir sehr geholfen, einhergehend mit der Möglichkeit, das Medikament gegen Stimmen zu reduzieren. Denn das hatte leider Nebenwirkungen, die mich in der Vergangenheit sehr stark verunsichert hatten.

3. **Normalität erwünscht:**

   Wenn frau eine seelische Erkrankung hat, geht oft damit der Rat anderer einher, ebenfalls einen psychisch erkrankten Menschen als Partner zu wählen, weil der die Situation und die damit einhergehenden Probleme am besten verstehen kann.
   Unter dem Kapitel 4.13 (Ziele haben) habe ich beschrieben, warum mir das Erreichen einer „Normalität" immer ein besonders wichtiges Ziel war.
   Tatsächlich habe ich mich wegen dieses starken Wunsches gar nicht für Männer interessiert, die diesbezüglich in einer ähnlichen Situation waren wie ich selbst.
   In meinem Alter (49 Jahre) hat sowieso schon fast jeder ein „Leiden", ich denke, das reicht!

5 Naturheilverfahren zur Heilung

5.1 Stimmenhören heilen

Zur Erinnerung:

Im Jahr 2000 hatte ich meine erste Psychose. Damals war ich 25 Jahre alt.

Im Jahr 2002 hatte ich eine weitere Psychose bzw. eine Manie.

Im Jahr 2009/2010 hatte ich eine dritte und letzte Psychose und fing währenddessen an Stimmen zu hören. Diese begleiten mich seitdem, bis 2021 in unverminderter Stärke.

Dabei handelt es sich um eine männliche Stimme, aus meiner Sicht eindeutig ein geistiges Wesen. Seit 2009 hatte ich genug Zeit für Beobachtungen. Ein Irrtum ist aus meiner Sicht ausgeschlossen. Es sind keine Stimmen oder Halluzinationen nur in meinem Kopf. Das braucht man nicht zu glauben. Wer das aber offen ausspricht, sollte zumindest wissen, dass er/sie damit meine Intelligenz beleidigt.

Ende 2021 lernte ich über einen Bekannten die Elektrotherapie kennen.

Ich befeldete (therapierte) seitdem meinen Kopf mit heilsamen Schwingungen. Ende 2022 kaufte ich mir so ein teures Gerät. Heute im Juni 2024 habe ich mein Medikament gegen Stimmenhören mehr als halbiert. Mehr dazu in den nächsten Kapiteln.

Da ich öffentliche Veranstaltungen plane (ab 2025 im Bildungszentrum meiner Therapeutin am Klinikum in Wolfsburg), wäre das eine Möglichkeit für Euch, Näheres zu erfahren. Auch habe ich auf meiner Homepage einen Blog zum Thema Gesundheit bzw. zur Bewältigung seelischer Krisen (www.waldmeditationen.de). Hier kann jede Interessierte Kommentare hinterlassen.

Grundsätzlich hören ja ca. 1% aller Menschen in ihrem Leben Stimmen laut einer Statistik. Bei den meisten werden diese nicht so stark sein wie bei mir, so dass ein Leben ohne Medikamente möglich ist.

5.2 Elektrotherapie

Die Elektrotherapie bedeutet in meinem Fall Heilen mittels Hochfrequenzen. Dabei geht es um die Zellvitalisierung. Die Zellspannung wird mittels der Elektrotherapie wieder auf ein gesundes Maß gebracht und die Selbstheilungskräfte werden aktiviert.

Bedeutende Erfinder davon sind Nikola Tesla und Georges Lakhovsky.

5.2.1 Anwendung des Elektrotherapiegerät

Sich hinlegen und den Stab, von dem das elektrische Feld ausgeht, am Kopfende platzieren. Damit wird der Kopf und die Aura des gesamten Körpers befeldet (es entsteht ein heilsames Feld). Meist mache ich das ein- bis zweimal eine halbe Stunde am Tag gemacht. Seltener gleich eine Stunde am Stück.

Ich habe auch längere Zeit versucht, den Kopf einfach an verschiedenen Stellen durch Auflegen von Stabantenne (Stab) oder Flexi-Pad (kleines Viereck von ca. 10 cm Kantenlänge) zu behandeln, das war aber nicht so effektiv und gab auch schon mal Spannungskopfschmerzen.

Nicht am Abend vorm Einschlafen am Kopf anwenden, weil man danach noch länger sehr wach sein kann und nicht zum Schlafen kommt. Ich brauchte einen Abstand zum Schlafen von ca. 2 – 3 Stunden.

Vor kurzem habe ich mir noch das relativ große Relax Pad zum Entspannen gekauft, mit dem man gleich den ganzen Kopf befelden kann (Stand Mai 2024), weil man sich darauf legen kann wie auf eine größere runde Matte.

5.2.2 Behandlungserfolge mit Elektrotherapie

Im Oktober 2021 habe ich angefangen, das Elektrotherapiegerät zu nutzen.

3 Monate lang bin ich regelmäßig ca. 2x die Woche zu einer einstündigen Behandlung innerhalb Wolfsburgs gegangen.

Im Dezember 2021 habe ich mir das Gerät 1 Woche lang ausgeliehen und mich täglich mehrfach behandelt und eine Abschwächung der Intensität des Geistwesen (Stimmen und Bilder) wahrgenommen.

Dann habe ich mir das Gerät gekauft, es kam am 27.12.2021 für mich an.

Bis Mitte 2024 konnte ich das Medikament gegen die Stimmen um über die Hälfte reduzieren, was mich sehr erleichtert hat, weil insbesondere die Nebenwirkungen vom Amisulprid für mich verheerend waren (von 400 mg auf 150 mg).

Zudem konnte ich die Medikamentenkombination aus Quetiapin und Amisulprid insgesamt um 10% reduzieren (von 500 mg auf 450 mg, Stand 08/2024). Da das Amisulprid laut meines Arztes potenter (wirksamer) sein soll als das Quetiapin, ist der Einsparungseffekt sogar noch höher.

5.3 Hanföl

Im Jahr 2022 habe ich dann noch Hanföl entdeckt. Ich nehme das Hänföl mit CBD und CBG, also das ohne berauschende Wirkung (fast kein berauschendes THC < 0,2%), als Tropfen (4 – 8) unter die Zunge ein. Der Schlaf ist dadurch etwas kürzer, weil ich entspannter und tiefer schlafe.

Außerdem wache ich morgens munterer auf.

Zudem hatte ich durch ein Medikament immer mal wieder schmerzhafte Krämpfe in den Augen und vorm Einschlafen in den Beinen, die durch das Hanföl weggingen.

Ich konnte das Medikament zum Schlafen durch das Hanföl reduzieren, worüber ich mich riesig gefreut habe. Und das Zolpidem brauche ich seitdem so gut wie gar nicht mehr. Nur bei extrem viel Stress und Aufregung. Das Dominal habe ich seit dem Nutzen des Hanföls im Jahr 2023 aus meinem Notfallschrank aussortieren können, ein weiterer großer Erfolg.

Auch kann Hanföl die Gedankenflut beruhigen.

Mit dem Hanföl bin ich auch mal wieder vor dem Wecker morgens aufgewacht. Ich habe damit auch wieder nach dem Mittagessen mal einen „Power Nap" machen können, was mich sehr entspannt hat und weit über ein Jahrzehnt nach 2009 nicht ging.

Zwei alte Damen, die sich von mir haben überzeugen lassen, schlafen heute auch besser mit dem Hanföl ein.

Bezüglich des Geistwesens wirkt das Hanföl direkt zusammen mit den Psychopharmaka eingenommen bezüglich „Halluzination" bzw. Wahrnehmung verstärkend. Die Bilder des Geistes werden also bei mir dann stärker bzw.

deutlicher. Daher nehme ich Hanföl und Medikamente ca. 1 Stunde zeitversetzt. Das gleiche Phänomen hatte ich beim Trinken von Alkohol in Zusammenhang mit Psychopharmaka, sogar bei alkoholfreiem Bier. Sowohl Alkohol als auch Hanföl sind also auch bewusstseinserweiternd.

5.4 Hausapotheke Naturheilmittel

Ein weiteres Naturmittel ist beispielsweise Heilerde von Luvos. Zusammen mit den Medikamenten eingenommen werden diese deutlich weniger wirksam. Daher nehme ich die Heilerde häufiger mal am nächsten Morgen (Medikamente am Abend), damit sie Gifte oder unnötige Stoffe aus dem Körper aufsaugt. Noch intensiver kann medizinisches Zeolith Giftstoffe aus dem Körper aufnehmen. Inzwischen gibt es aber auch von Luvos eine Heilerde gegen Giftstoffe.

Flohsamen können im Darm reinigend wirken und ebenfalls medikamentöse Nebenwirkungen, die Verdauung betreffend, abmildern. Silicea (Kieselsäure) wirkt hier ebenfalls unterstützend.

Der Multivitaminsaft „La Vita" hilft mir in Erkältungszeiten insbesondere Im Winter. Er ist hochkonzentriert und nur aus natürlichen Lebensmitteln gewonnen. Die Inhaltsstoffe werden durch ein Institut zertifiziert und sind auf der Flasche ausgewiesen. Durch eine Einnahme von mehreren Portionen am Tag bei drohender Erkältung, erspare ich mir Erkältungsmittel aus der Apotheke, die nicht so natürlich sind. Ich bin so während der letzten zwei Winter wegen Erkältung an meinem Arbeitsplatz nicht ausgefallen. Auch die Blutwerte verbessern sich laut Aussagen von Naturheilmittelfreunden. Da Obst und Gemüse wegen der industriellen Landwirtschaft heute nicht mehr so viele gesunde Nährstoffe, Vitamine und Mineralien enthalten wie früher, kann „La Vita" auch hier ergänzend wirken.

Grundsätzlich kann man verschieden Orte aufsuchen, an denen man alternativ zu herkömmlichen bzw. durch die Krankenkassen anerkannten Methoden Hilfe bekommen kann! Beziehungsweise Ideen sammeln kann, wie man sich am besten selbst und möglichst mit Produkten aus der Natur hilft. Prüfen Sie die Angebote jedoch gründlich, bevor Sie etwas bezahlen.

1. Ärztinnen mit Naturheilverfahren
2. Reformhaus
3. Apotheken
4. Salzgrotten
5. Bioläden
6. Heilpraktiker

Der Einsatz vieler verschiedener Heilmittel hat mir sehr geholfen zu funktionieren und einer Arbeit nachzugehen. Es war und ist aber auch immer Einiges einzunehmen, weshalb ich meinen Tagesablauf gut strukturieren muss. Regelmäßigkeit und Disziplin können hier helfen, die Nachteile der Medikamente zu mildern.

6 Spiritualität

Die Stimmen, die eigentlich nur eine Stimme von einem männlichen Geist ist, hat mir gezeigt, dass es sicher eine geistige Welt gibt, die uns alle umgibt.

Ich habe lange kritisch hingesehen (seit 2009), ob ich mir das nicht einfach einbilde. Aber es gibt keinen Zweifel, die Stimme, die ich höre und die Bilder, die ich sehe, kommen von diesem einen männlichen Geist.

Dass ich diese Erfahrungen unter der Überschrift Spiritualität gestellt habe, liegt daran, dass mir dadurch ein neuer Zugang zu der geistigen Welt eröffnet wurde, die uns umgibt. Intuitiv habe ich wieder angefangen, zu Gott und den guten Geistern in Gedanken zu sprechen oder man könnte auch sagen zu beten. Dass das Leben hier auf Erden wirklich einen tieferen Sinn hat, ist mir durch die Begegnung mit einem Geistwesen bewusst geworden. Ich habe dadurch zu einem neuen Vertrauen in die Prozesse des Lebens gefunden, weil wir nicht allein hier auf der Erde sind, sondern geistige Begleiter haben. Als ich mich gefragt habe, ob ich wirklich das Gerät kaufen sollte und mir mit einer täglichen Befeldung mit Elektrotherapie nicht gesundheitlich schade, habe ich eine Eingebung gehabt: „Sei voller Hoffnung und Zuversicht!". Das habe ich mir in mein spirituelles Büchlein geschrieben und nie vergessen. Immer, wenn mir Zweifel kamen, ob die Behandlung mit Elektrotherapie mir guttut, habe ich mir diese Eingebung in Erinnerung gerufen. Kurz vor Jahresende 2021 habe ich mit der Behandlung begonnen, und 2023 sagte mir meine liebe Nachbarin mal, dass ich meine alte Fröhlichkeit wieder hätte - also die Freude aus Kindheitsjahren, denn so lange kennt sie mich schon. Wie schon geschrieben hatte ich das Medikament gegen die Stimmen zu dieser ermutigenden Aussage wegen der Elektrotherapie bereits reduziert.

Durch die Anwesenheit eines Geistwesens habe ich auch realisiert, dass es keine „Poltergeister" gibt, vor denen Kinder manches Mal Angst haben. Ein Geist ist immer Luft und kann keine Materie bewegen. Vielleicht ist auch Gott ein Geist, denn ich habe bisher noch nichts erfahren, wo er/sie in die Materie eingegriffen hätte.

Vielleicht ist Gott ja wirklich der Geist, der am Anfang der Erdgeschichte über den Wassern schwebte? Vergleiche zu diesem Spruch das Buch Genesis der Bibel: "Und die Erde war wüst und leer, und es war finster auf der Tiefe, und der Geist Gottes schwebte auf dem Wasser." Aber in der Evolutionstheorie war ja am Anfang der Staub, wie ich mal im naturhistorischen Museum in Wien gelernt habe (Entstehung Weltall). So wird die Geschichte der Bibel wohl eher in die Welt der Mythen und Märchen gehören.

Abschließend sei zu diesen spirituellen Gedanken gesagt, dass ich bisher nur Erfahrung mit einem Geistwesen und Gedankenübertragung habe. Dazu kommen Eingebungen, die sicher nicht von diesem Geistwesen waren. War das dann Gott oder auch nur ein anderer Geist? Intuitiv denke ich oft Gott, Beweise habe ich natürlich keine...

6.1 Über das Geistwesen

Der Geist nimmt alle meine Gedanken und Bilder wahr und ich seine. Er hat immer mit einer Männerstimme zu mir gesprochen und die von mir wahrgenommenen Bilder zeigen ein männliches Wesen. Er kommentiert viel von dem, was ich im Alltag so mache. Natürlich hat er auch versucht, mir Befehle zu geben bzw. mich zu manipulieren.

Er ist ein dunkles Wesen ohne Liebe, dass mich nur angreifen und vergewaltigen kann. Ich habe viele Jahre (etwa bis 2023) lang geistige Kämpfe mit ihm ausgefochten, um mich zu verteidigen und mich trotz alledem stark zu fühlen. So habe ich bei den Angriffen vom Ungeist (analog zu Mensch/Unmensch) keine körperlichen Schmerzen gespürt, ohne Verteidigung hatte ich leichte Schmerzen. Also habe ich auch Bilder zurückgesendet oder zur bessern Vorstellung wie ein Ninja gegen ihn geistig gekämpft. Das ist seltener auch heute im Jahr 2024 noch so, aber eben viel seltener. Wegen der Elektrotherapie-Behandlung meldet „ER" sich nicht mehr so oft.

Ich könnte über das Geistwesen sagen: „Der Teufel kennt nur sich selbst". Er ist sozusagen schlimmer als ein riesiger Egoist. Zudem kann er nur lügen und versucht ständig, mich zu manipulieren. Und er hat Freude daran, mich und andere zu quälen.
Er möchte, dass ich Kontakt zu ihm aufnehme und mit ihm Gedanken austausche, obwohl er mich so viel angreift. Im ersten Jahrzehnt unserer Bekanntschaft habe ich mehr auf ihn reagiert und immer mal wieder versucht, ihn vom „Guten" zu überzeugen. Das hat aber keine positive Wirkung entfaltet. So dass ich ihn bis heute ablehne.

Bezüglich der spirituellen Menschen sei gesagt: „So viel Selbstschutz darf sein". Frau kann nicht jedes Wesen in Liebe einhüllen bzw. annehmen.

Der Ungeist wäre gerne der Teufel in Person und träumt davon, Herrscher über die dunklen Kräfte in der Welt und im geistigen Reich zu sein. Er geht davon aus, dass die Menschen ihn unmenschlich behandelt haben zu seinen Lebzeiten und hasst die Menschheit und auch mich. Wenn ich Angst empfunden habe, bspw. in der Dunkelheit, ist er stärker geworden in seinem Bestreben mich zu quälen.

Von 2009 bis 2023 habe ich ihn als Dämon empfunden. Zur besseren Vorstellung habe ich dabei oft das Bild von dem Dämon aus dem Film „Herr der Ringe" im Hinterkopf gehabt, gegen den Gandalf gekämpft hat (und danach „Gandalf der Weisse" war).

Die Gedanken des Dämons, meine Stimme, werden auch manches Mal von Menschen ausgesprochen. Es ist Gedankenübertragung, das habe ich seit 2009 häufig genug beobachten können.

Interessant ist, dass nur Menschen auf Telepathie reagieren, Tiere überhaupt nicht. Ich hatte auch diesbezüglich genug Zeit, das zu beobachten.

Der Ungeist ist in meiner sogenannten „Aura" (in der Esoterik unser Energiekörper), in einem Radius von ca. 2 m, um mich herum. Also ist er meist sehr nah bei mir mit seinen Bildern. Wenn sich mein Blick in die Ferne richtet, kann er auch weiter entfernt sein.

6.2 Situation bezüglich Stimme vor und nach Behandlungsbeginn

Im Jahr 2009 war der Geist ohne Medikamente am stärksten gewesen. Ich erinnere mich an eine U-Bahn-Fahrt in Wien, wo die **Bilder** so stark waren, als stünde ich in einem Kino einen Meter vor der Leinwand und sähe einen Mann vor mir.

Mit Medikamenten allein hatte ich 14 Jahre (2009 – 2022) immer solche „Schattenbilder" von Ihm gesehen, sowohl wenn ich draußen unterwegs war als auch wenn ich bei mir in den Badezimmerspiegel gesehen habe. Das kann man sich so vorstellen, dass ich visuell ein Bild gesehen habe, das nicht der Realität entsprach. Besonders stark war das mit der Dunkelheit korreliert, bzw. wenn ich in der Dämmerung schon müde und mit dem Rad auf dem Rückweg war.

Wenn ich mich abends hingelegt hatte und einschlafen wollte, habe ich durch diese Bilder bei knapp bemessener Medikation Herzklopfen gekriegt und war wieder munter; dann musste ich die Medikamentendosis leider erhöhen.

Ich habe regelmäßig Alpträume gehabt und bin nach dem Aufstehen in der Nacht erstmal fertig gewesen, hatte auch noch eine Weile Angst und habe mich in meiner Wohnung immer umgesehen, ob ich wirklich allein war. Diese Alpträume waren aber keine „normalen" Träume, sondern beinhalteten auch seine Bilder. Einmal hat er mir in so einem Horrortraum ein Kind aus dem Bauch gerissen, entsprechend blutig hat das ausgesehen.

In den ersten Jahren nach 2009 hatte ich auf Fotos oft so ein erstarrtes und ernstes Gesicht. Mein Vater sprach als Arzt auch mal davon, dass ich während einer Zeitspanne nach 2010 Depressionen hatte. Und hohe Medikamentendosen können einen ja ebenso versteifen bzw. erstarren lassen.

Im September 2022 waren die Stimmen dank der Elektrotherapie schon leiser geworden. Ich hatte bei den Angriffen des Ungeistes nicht mehr so starke körperliche Reaktionen, wie bspw. lautes Bauchgrummeln oder Spannungsschmerzen.

Mitte 2023 habe ich die Empfindungen bezüglich des Ungeistes gemäß meiner eigenen Messskala von „stark" auf „mittel" herabgestuft, die Bilder waren nicht mehr so deutlich und die Stimme war nicht mehr so laut.

Im August 2023 habe ich den Eintrag in meinen Tagebüchern/Notizheften gefunden, dass die von ihm beeinflussten „Horror-Träume" aufgehört haben. Bis Anfang 2024 konnte ich aber noch von ihm beeinflusste schlechte Träume haben. Dann bin ich schreiend, um mich schlagend und tretend aufgewacht, weil ich den Geist bzw. seine gesendeten Bilder in der Dunkelheit im Schlafzimmer gesehen habe.

Bis Anfang 2024 hatte sich die Stimme oft schon beim Aufwachen am frühen Morgen gemeldet. Das ist erst nach über 2 Jahren Elektrotherapie-Behandlung besser geworden und war immer ein schlechter Start in den Tag. Ich habe aber nicht lange darüber nachgegrübelt, sondern mich geistig vor seinen Angriffen verteidigt, so dass ich das Leiden aushalten konnte.

6.3 Strategien zum Umgang mit einem Geistwesen

Was mir beim Leben und Umgang mit dem Geistwesen geholfen hat, ist hier aufgeschrieben:

1. **Wiederholen von Wörtern in Gedanken für die Konzentration:**

   Im Gespräch hat mir das stille Wiederholen einzelner Wörter in Gedanken für eine bessere Konzentration geholfen. Denn der Ungeist hat mich früher ja extrem abgelenkt von dem Gehörten. Ich habe mich also bemüht, gut zuzuhören und dabei immer mal einzelne Wörter innerlich gedacht, die ausgesprochen worden waren. Von der Arbeit weiß ich jedoch, dass ich sehr komplexe Inhalte in ihrer Tiefe bis 2024 nicht voll erfassen konnte.

2. **Meditation für Gedankenstille**:

   Hintergrund war der, keine Impulse für noch mehr Input vom Ungeist zu setzen. Also die Praktizierung einer starken Selbstkontrolle bezüglich meiner Gedanken. Dann war der Ungeist oft still und ich hatte meine Ruhe.

3. **Keine Visualisierungen in der Vorstellungskraft:**

   Das gilt bis heute (07/2024), weil die Stimme auf diese Bilder von mir immer extrem aggressiv reagiert, um nicht zu sagen zerstörerisch. Das bezieht sich wirklich auf alle meiner Bilder.

4. **Erste Beruhigung nach Horrorträumen:**

   Wenn ich nachts durch einen Horrortraum aufgewacht bin, habe ich einen Honig Tee getrunken und/oder eine Kleinigkeit gegessen, um mich zu beruhigen und wieder zu spüren. Zudem habe ich mich in der Wohnung bewegt und natürlich alle Schlösser und Fenster auf Sicherheit überprüft. Die Angst war damals nach solchen Träumen eine Weile sehr groß.

5. **Geistiger Kampf gegen den Ungeist:**

   Wie schon zuvor beschrieben, habe ich mich sozusagen als geistige Ninja-Kämpferin gegen ihn gewehrt, war eine „Schattenkämpferin".

6. **Bei der Meditation nicht auf ihn reagieren:**

   Bei der Meditation habe ich bewusst geübt, gar nicht auf den Ungeist zu reagieren, um unabhängig zu bleiben. Ich wollte nicht irgendwann den Zustand erreichen, dass er zwanghaft immer eine Wirkung bei mir auslöst. Das gab dann zwar auch erstmal Spannungsschmerzen, aber irgendwann hatte ich mich „weggeträumt" (Tagträume). Dann wurde er nämlich auch still um mich herum, und ich war in meiner eigenen Welt. Von 2009 - 2024 hatte ich deshalb beim Meditieren häufig bewusst Tagträume. Heute bemühe ich mich um Achtsamkeit und brauche die Tagträume nicht mehr als Ablenkung für den Ungeist, eine riesengroße Erleichterung und Grund zu großer Freude.

7 Diskussion

Was bei den Medikamenten hilfreich ist und war, ist die positive Auswirkung auf Schlaf, Konzentration und Entspannung im Kopf. Zudem wurde die Stärke der Stimmen reduziert und auf ein erträgliches Maß gebracht, mit dem ich einschlafen konnte. Leider gab es **keine Heilung durch die Medikamente** von 2000 – 2022, also Heilung in dem Sinne, dass man die Dosis nach einigen Jahren der konstanten Einnahme immer weiter reduzieren könnte, bis man gar keine mehr braucht. Beispielsweise hatte ich in den letzten 15 Jahren, von 2009 – 2024, keine Vorfälle mehr wie eine Psychose gehabt. Ich habe seit 2009 immer mindestens zwei Medikamente genommen, trotzdem konnte ich die Gesamtdosis beider Medikamente bis 2023 nicht wesentlich reduzieren; diese waren immer recht stabil (ging eines runter, ging das andere rauf). Das enttäuscht mich sehr an den konventionellen Psychopharmaka, es gibt einfach keine Heilung. An der Stelle möchte ich der Pharmaindustrie daher ziemlich pauschal vorwerfen, nicht gezielt auf Heilung von Menschen hinzuarbeiten, sondern lieber an uns zu verdienen.

Als Folge nehme ich vermehrt die Naturheilverfahren in Kombination mit Psychopharmaka in Anspruch und habe auch Gesundungs- bzw. Heilungserfolge. Beispielsweise konnte ich das Medikament gegen die Stimmen durch die Therapie mit dem Elektrotherapiegerät mehr als halbieren, musste dann aber zu meinem großen Bedauern das Quetiapin zum Schlafen erhöhen. Hier haben die Psychopharmaka beispielsweise nach 15 Jahren konsequenter Einnahme <u>nicht den Stoffwechsel im Gehirn geheilt</u>. Das finde ich wirklich sehr schlecht und auch bedauernswert.

Auch ist die Erwähnung von den Namen der Medikamente laut Aussagen von Menschen aus dem Bereich der Naturheilverfahren leider nicht mal als Erfahrungsbericht ganz ungefährlich für mich. Ich wurde vor der Macht der Pharmaindustrie und den Konsequenzen deutlich gewarnt. Diese hat schon viele verklagt, die aus dem Bereich der Naturheilverfahren kommen und Hilfe anbieten. Daher weise ich hier nochmals daraufhin, dass mein Buch nur ein Erfahrungsbericht und keine wissenschaftliche Analyse ist.

Trotzdem meine ich wegen der prognostizierten Gefahren seitens der Pharmaindustrie, dass die freie Meinung diesbezüglich in Europa und Deutschland nicht genug geschützt wird vom Staat. Das Heilmittelgesetz ist möglicherweise nicht zuerst für uns Bürger da. Das Wort „Heilung" als Titel dieses Buches („Heilung von Stimmen") sollte ich besser auch als Erfahrungsbericht nicht verwenden oder durch „Selbstheilung" ersetzen. Auch wenn man wie ich keine kommerziellen Interessen an den Produkten vertritt. Die Lobbyisten der Pharmaindustrie scheinen überall Erfolge erreicht zu haben.

Mal sehen, wie es mir mit meinem Erfahrungsbericht bezüglich Klagewellen seitens der Pharmaindustrie ergeht. Schließlich habe ich mich mit der Erwähnung von Medikamentennamen weit vorgewagt. Aber wie soll man Menschen am besten helfen, wenn man nicht auch subjektiv über Nebenwirkungen von Medikamenten schreiben darf?

8 Über mich

8.1 Von der Kindheit bis zur Erwachsenen

Ich bin am 13.09.1974 in Wolfsburg geboren. Die ersten Jahre bin ich in der Breslauerstraße in Wolfsburg aufgewachsen und dann mit 5 Jahren an den Rabenberg gezogen. Ich war ein Kann-Kind und bin erst mit 7 Jahren an der Eichendorffschule am Rabenberg eingeschult worden. Später war ich auf der Orientierungsstufe in der 5. und 6.ten Klasse an der Eichendorffschule am kleinen Schillerteich in der Stadt und bin dann zum Ratsgymnasium gewechselt. Mit 12 Jahren habe ich ein eigenes Pferd bekommen und angefangen, Klarinette zu spielen. Zu meinem Pferd bin ich bei jedem Wetter durch den Wald bis nach Nordsteimke geradelt. Auch bei Dunkelheit und Gewitter. 1994 machte ich mein Abitur. Zum Studium der Forstwirtschaft bin ich gekommen, weil ich früher so viel mit meinem Pferd ausgeritten bin und wir ganz viel wunderbaren Wald in Wolfsburg haben. Und mein Vater hat uns Kindern immer die Natur nahegebracht. Auch den Jagdschein habe ich vor Studienbeginn in Wolfsburg gemacht und im Anschluss ein Reh geschossen. In den ersten 3-monatigen Semesterferien nach dem ersten Praktikumssemester bin ich ein zweites Mal nach Brasilien in den Urlaub geflogen und habe unter anderen mein Portugiesisch weiter verbessert. Ich habe mehrere Wochen in einem Straßenkinderprojekt in Caruaru gearbeitet und bin allein mit dem Rucksack von Recife bis nach Porto Alegre gereist. Dort habe ich ein Praktikum im Zellstoffkonzern Riocell absolviert.

Vor dem Ausbruch meiner seelischen Krankheit war ich um einiges sportlicher als heute. Ich hatte laut Aussagen eines Arztes bspw. den Puls einer Leistungssportlerin und bin viel gejoggt, gewandert, Rad gefahren und auch Schwimmen gegangen.

Angefangen mit dem Studium der Forstwirtschaft habe ich 1995 in Göttingen. Dort habe ich mein Vordiplom absolviert. Ab und zu bin ich noch bei Familienfreunden geritten. Dann bin ich für das mehr an Auswahlmöglichkeiten eines Blockstudiums 1997 nach Freiburg im Breisgau gewechselt. Ich habe in Freiburg ein Pflegepferd gehabt und auch in einem Frauen-Rugby-Team gespielt. Im Jahr 2000 hatte ich mein Diplom mit dem Schwerpunkt Ökologie. Bis heute ist mir die Natur sehr wichtig und ich bin, außer bei schwerem Unwetter, jeden Tag einmal im Wald.

Nach meinem Staatsexamen im Jahr 2019, habe ich in meinem bevorzugten Bereich Naturschutz leider nichts gefunden und deshalb in einer kleinen IT-Firma in Wolfsburg angefangen. Durch meine Leistungsminderung war mir Wolfsburg als Arbeitsort aber auch am liebsten. Ich fahre nämlich sehr gerne mit dem Rad zur Arbeit, damit habe ich mich auch gleich sportlich betätigt. Damit gleiche ich mein Zeitdefizit wegen Leistungsminderung und Pausenbedürfnis aus.
Auch heute noch möchte ich in Wolfsburg alt werden, weil ich mir ein wirklich gutes und wertvolles soziales Netz aufgebaut habe.

8.2 Über meine beruflichen Kenntnisse

Meine Erfahrungen als **Diplom Forstwirtin** mit Studienschwerpunkt „Ökologie" und Abschluss im Jahr 2000 umfassen wissenschaftliches Arbeiten bis 2006 an der Albert-Ludwig-Universität Freiburg. Dazu gehörte eine Tätigkeit in der Lehre, wie bspw. die Leitung der Blockveranstaltungen für Vegetationsökologische Freilandmethoden sowie Theorien und Methoden der Vegetationskunde. Des Weiteren hatte ich mehrere Auslandsaufenthalte von insgesamt 1,5 Jahren in Rumänien.
Dazu kommt eine ein- und eine dreimonatige Auslandserfahrung in Brasilien. Sowohl in Brasilien als auch in Rumänien habe ich die jeweilige Landessprache für den Alltagsgebrauch erlernt.
Im Freiburger Forschungsprojekt über das rumänische Apuseni-Gebirge habe ich die Waldstruktur- und -vegetation untersucht. Ich hatte durch meine zahlreichen Bestimmungstätigkeiten eine sehr gute Artenkenntnis der Waldarten. Des Weiteren habe ich im Rumänien-Projekt sehr gerne die Moderation wissenschaftlicher Workshops übernommen.
Mein Promotionsstipendium der Friedrich-Ebert-Stiftung konnte ich leider nicht in eine Dissertation verwandeln, da mir meine Erkrankung dazwischengekommen ist.
Weitere berufliche Skills sind Teamleitung und Organisation bei der Durchführung der Österreichischen Waldinventur im Auftrag der BFW Wien (Bundesforschungs- und Ausbildungszentrum für Wald, Naturgefahren und Landschaft).
Im Jahr 2019 habe ich die Große forstliche Staatsprüfung abgelegt (Staatsexamen) und bin jetzt **Assessorin des Forstdienstes**.

Die einjährige Ausbildung zur **Genesungsbegleiterin** (Menschen auf dem Weg der seelischen Heilung bzw. in seelischen Krisen begleiten) absolvierte ich im Jahr 2015. Im Rahmen der Ausbildung machte ich vier Praktika. Das erste bei Lavie in Königslutter (Rehafachklinik für psychiatrische Rehabilitation und Berufsförderung), das zweite bei der Diakonie Kästorf in der Kontaktstelle Wolfsburg, das dritte freiwillig bei der AWO Psychiatrie Königslutter auf der offenen Station 18 und das vierte ebenfalls freiwillig im Klinikum Wolfsburg auf der Station E1 (Klinik für Kinder- und Jugendmedizin und Psychosomatik). Schwerpunkt war die Genesungsbegleitung von Menschen mit Erfahrung seelischer Krisen und das Kennenlernen der Seite des Ärzte-, Psychologen- und Pflegeteams. 2016 habe ich zudem ein halbes Jahr bei EinFluss in Gifhorn als Genesungsbegleiterin gearbeitet.

Ein ergänzendes Angebot von mir sind **Waldmeditationen** seit dem Jahr 2013. Ich führe Gruppen in meditativer Stille im Wald und vermittle Wissen darüber. Ein Ziel der Waldmeditationen ist es, in einer stressigen Gesellschaft etwas für Ruhe und Entspannung zu tun (Burnout-Prophylaxe). Ich habe Erfahrung mit Menschen aller Altersgruppen gesammelt. Im Waldforum Riddagshausen und an der Eichendorfschule Wolfsburg mit Kindern, bei Lavie in Königslutter mit Jugendlichen, am Klinikum Wolfsburg mit Kindern und Jugendlichen und an der Kontaktstelle und dem BUND Wolfsburg mit Erwachsenen. Meine Kenntnisse dafür habe ich, durch zahlreiche Fortbildungen im Bereich Waldpädagogik, Kurse zur Pflanzenbestimmung, zur Verwendung von Heilkräutern und essbaren Pflanzen, beim Waldforum Riddagshausen vertieft. Auch während der Reha bei Lavie habe ich umweltbezogene Praktika beim Von Thünen Institut Braunschweig und Umweltamt Wolfsburg absolviert.

Seit April 2017 bin ich eine durch das Deutsche Institut für Entspannungstechniken und Kommunikation (IEK) **zertifizierte Entspannungstherapeutin** und darf präventiv arbeiten. Schwerpunkte des Ausbildungslehrgangs waren Progressive Muskelrelaxation nach Jacobsen, Autogenes Training sowie einfache entspannende Übungen aus der Meditation und dem Qi Gong. Seit Mai 2017 bin ich zusätzlich **zertifizierte Meditationstherapeutin**, ebenfalls ausgebildet durch das IEK.

Nach dem Staatsexamen habe ich ab November 2019 die Möglichkeit bekommen, in einer kleinen **IT-Firma** in Wolfsburg zu arbeiten (Quereinstieg). Dabei habe zu Beginn im Bereich Ausschreibungsbegleitung im PMO (Project Management Office) gearbeitet. Ein halbes Jahr war ich außerdem Softwaretesterin. Später kam noch das Contract Controlling, in diesem Fall meint das die Finanzprüfung, hinzu. Im Contract Management (Vertragsmanagement) habe ich zuletzt einen KI-getriebenen Ansatz (Künstliche Intelligenz) unterstützt. Kunde war zu Beginn die VW FS in Braunschweig und später die VW AG in Wolfsburg.
Für die Ausübung dieser Tätigkeit habe ich unter anderem mein Englisch und meine 10-Finger-Tipptechnik verbessert.

8.2.1 Publikationen

2016	Müller-Riemenschneider K.: Erstellung eines forstlichen Baumlexikons. In Müller Münchehof GmbH.
2009	Brandstetter M., Müller-Riemenschneider K., Tomiczek C.: Holz zerstörende Pilze. Wien, Bundesforschungs- und Ausbildungszentrum für Wald, Naturgefahren und Landschaft, Institut für Waldschutz
2005	Müller-Riemenschneider K., Ulbig C.: Einfluss der bäuerlichen Waldnutzung auf die Struktur der Wälder um Ghetari. Freiburg, Culterra 34: 187 – 192
2005	Müller-Riemenschneider K., Stoie A., Reif A.: Bewertung der Waldnutzung im Waldmodul. Freiburg, Culterra 34: 265 – 276

8.2.2 Vorträge

2024	Online-Vortrag im Rahmen einer Transition (Ausschreibungsbegleitung) im IT-Bereich zum Thema: „Ziele der LBK-Anlagen"
2018	Vortrag am Forstamt Liebenburg: „Umsetzung der FFH-Richtlinie: Das Verschlechterungsverbot"
2016	Vortrag im Wolfsburger Frauen-Zimmer: „Hilfe für Frauen in seelischen Krisensituationen"
2015	Vortrag beim Wolfsburger Psychiatrie-Trialog: „Umgang mit dem Tabu". Ausgrenzung und Stigmatisierung aufgrund seelischer Erkrankung

2012	Fortbildung zum Thema Waldgräser am Waldforum Riddagshausen, Braunschweig
2009	Einschulungsvortrag in Wien am Bundesforschungs- und Ausbildungszentrum für Wald, Naturgefahren und Landschaft, Institut für Waldinventur: Vorstellung eines selber erarbeiteten Leitfadens mit Anweisungen für die Messgehilfen
2002	Workshop (Vortrag in rumänischer Sprache) in Garda de Sus, Rumänien: „Efectele valorificarii paduri asupra structurii si vegetatiei silvice" (Die Auswirkungen der Waldnutzungen auf die Waldstruktur und die Waldvegetation)
2001	Symposium in Cluj, Rumänien: „Die Auswirkungen der Waldnutzungen auf die Waldstruktur und die Waldvegetation"

8.2.3 Weiterbildung

2013 - 2016 Waldpädagogik Fortbildungen am Waldforum Riddagshausen

- Bestimmung und Verwendung von Heilkräutern
- Waldkunst – Mit Naturmaterialien arbeiten
- Waldpädagogik in Theorie und Praxis
- Waldpädagogik für Kindergartenkinder
- Waldpädagogisches Seminar für Kinder von 3 – 10 Jahren

8.2.4 Ehrenamt

2017 - heute	BUND Wolfsburg: Vorstandsmitglied, Exkursionsleiterin für Waldmeditationen, Kontakt in die Politik, Schutz des Wolfsburger Stadtwaldes
2015 – 2016	Engagement in kirchlichem Qualitätsmanagement in der Michaelis Gemeinde Fallersleben
2014 – 2017	Ehrenamtliche Mitarbeiterin bei der Diakonie Kästorf

9 Chronologischer Krisenverlauf - Diagnosen und Medikamente

Ich unterscheide drei Psychosen mit Psychiatrieaufenthalten. Dazu gehören die Zwangseinweisungen in Emmendingen in den Jahren 2000 und 2002 und die freiwilligen Aufenthalte in Wien im Jahr 2009 und 2010, die ich als eine längere psychotische Episode ansehe. Insbesondere für Therapeuten und das medizinische Fachpersonal habe ich hier auch die Diagnosen und Medikamente aufgeführt.

Von den Aufenthalten in der Psychiatrie habe ich hier Inhalte aus den Patientenbriefen wiedergegeben. Ab 2010 habe ich meine Medikamenteneinnahmen schriftlich festgehalten. Aus diesen Aufzeichnungen stammen viele der hier gemachten Angaben. Die Höhe der Dosis unterlag bei mir immer vielen Veränderungen und ist daher nur eine ungefähre Momentaufnahme. Bei größeren Veränderungen (ab ca. 10%), habe ich mir, oft nachträglich, die ärztliche Zustimmung eingeholt.

06/2000 – 07/2000 **Zentrum für Psychiatrie Emmendingen**

- Schizomanische Störung (ICD-10:F25.0)
- Behandlung unter anderem mit Haldol
- Entlassmedikation:
  - Decentan (Perphenazin): mg 4 - 0 - 8
  - Ergenyl chrono (Valproinsäure): mg 600 - 0 - 600
- Auslöser der Erkrankung war Schlaflosigkeit einhergehend mit einer Überlastungssituation
- Zwangseinweisung durch Polizei und Sanitäter sowie die Fixierung hinterlassen ein schweres Trauma
- Nach Entlassung nahm ich keine Medikamente, bis auf Dipiperon bei Bedarf zum Schlafen

04/2002 – 06/2002 **Zentrum für Psychiatrie Emmendingen**

- Manische Episode mit psychotischen Symptomen bei bipolarer affektiver Störung (ICD-10:F30.2)
- Entlassmedikation:
  - Seroquel (Quetiapin): mg 100 – 100 – 100
  - Ergenyl chrono (Valproat Natrium): mg 500 - 0 - 500
- Zwangseinweisung, freiwillig mitgegangen

2009 **Alleingang Absetzversuch**

- im Urlaub in Spanien die Medikamente ganz abgesetzt, exakter Zeitpunkt unklar
- Beginn Stimmenhören

09/2009 **Sozialmed. Zentrum Otto Wagner-Spital Wien, 2. Psychiatrische Abteilung**

- Akute polymorphe psychotische Störung mit Symptomen einer Schizophrenie (F23.1)
- Entlassmedikation:
  - Abilify (Aripiprazol): 15 mg 0 - 0 - 0 - 1
- Valproinsäure wegen erhöhter Leberwerte abgesetzt
- Auslöser der erneuten Krise war der Versuch, die Medikamente eigenmächtig abzusetzen und die darauf folgende Schlaflosigkeit
- Aufenthalt nur drei Tage, freiwillig (Selbsteinweisung)

11/2009 - 12/2009 **Psychose und Folgen:**

- von November - Dezember keine nachvollziehbaren Termine in meinem Terminkalender, ich war wohl total psychotisch

12/2009 – 02/2010 **Sozialmed. Zentrum Otto Wagner-Spital Wien,Psychiatrische Abteilung**

- Schizoaffektive Störung, gegenwärtig gemischt - F25.2
- Entlassmedikation:
    - Zyprexa (Olanzapin): 10 mg 1 - 0 - 0 - 1,5
    - Abilify (Aripiprazo): 15 mg 1 - 0 - 0 - 1
    - Zolpidem „Hexal“: 0 - 0 - 0 - 0,5
    - Dominal forte (Prothipendyl): 80 mg 0 - 0 - 0 - 1)
- freiwillig (Selbsteinweisung)

02/2010 **Sozialmed. Zentrum Otto Wagner-Spital Wien, Psychiatrische Abteilung**

- Bipolar affektive Störung, gegenwärtig depressiv mit psychotischen Symptomen – F31.5
- Entlassmedikation:
    - Abilfy: 15 mg 1 - 0 - 0 - 1
    - Zolpidem: „ratiopharm“ 10 mg 0 - 0 - 0 - 0,5
    - Dominal forte 80 mg 0 – 0 – 0 – 1
    - Zyprexa 15 mg 1 - 0 - 0 - 0 - 1
    - Zyprexa 5 mg 0 – 1 – 0 – 0
    - Temesta 1,0 mg 0 – 0,5 – 0 – 1,5
- Aufenthalt Ende Februar nur 8 Tage, freiwillig (Selbsteinweisung)

2007 - 2009 Besuch einer Selbsthilfegruppe für bipolar (manisch-depressiv) Erkrankte in Wien

2010 Einmaliger Besuch einer Selbsthilfegruppe für Stimmenhörer in Wien

04/2010 **Sozialmed. Zentrum Otto Wagner-Spital Wien, Psychiatrische Abteilung**

- Schizoaffektive Psychose, gegenwärtig depressiv mit psychotischen Symptomen - F.25.1
- Entlassmedikation:
  - Zolpidem „Hexal" 0 – 0 – 0 – 1
  - Seroquel XR 50 mg 0 - 0 - 0 - 1
- freiwillig (Selbsteinweisung)

2009 – 2010 Wohnhaft in Österreich, häufige Umzüge:

2009 Wohnhaft in Wien

- Vernichtung von materiellen Werten, halbes Wohnungsinventar weggeschmissen mit dem Gedanken, nur noch um die Welt zu reisen (Symptome einer Psychose)

04/2010 - 08/2010 Wohnhaft im Zillingtal, Österreich

08/2010 - 12/2010 Wohnhaft im Eichgraben, Österreich

12/2010 Wohnhaft bei meinen Verwandten in der Steiermark, Österreich

12/2010 - 12/2011 **Krank geschrieben** und Rückkehr in meine Geburtsstadt Wolfsburg und zu meinen Eltern

- Behandlung mit Abilify (Aripiprazol) 30 mg und Zyprexa (Olanzapin) 30 mg
- dazu verschiedene andere Medikamente zwischenzeitlich über kurze oder längere Zeit, ausprobiert (Glianimon, Tavor, Pipamperon, Seroquel, Frisium, Trimipramin)

01/2012 - 02/2013 **Reha zur beruflichen Reintegration** bei La Vie in Königslutter

- Behandlung mit Abilify 15 mg und Zyprexa 40 mg, dazu zeitweise Trimipramin 100 mg
- Zum Einschlafen auch kurzfristig Zolpidem

02/2013 – 03/2014 Erfolglose **Jobsuche** in der Region Wolfsburg – Braunschweig

- Behandlung mit Abilify 15 mg und Zyprexa 40 mg
- Seit 10/2013: Behandlung mit dem Generikum Olanzapin
- dazu verschiedene andere Medikamente über kurze Zeit ausprobiert: Melperon, Frisium, Lyrica
- Nebenwirkungen stellen immer noch eine schwerwiegende Beeinträchtigung dar (es gab eine für mich heute zeitlich nicht mehr genau einzuordnende Spanne, in der ich deshalb sehr abgemagert gewesen war)

04/2014 Eine erste **EX-IN**-Genesungsbegleiter Veranstaltung gehabt

- Behandlung mit Abilify 30 mg und Olanzapin 40 mg
- Kurzfristig Tavor genommen
- Viele (Naturheil-) Mittel gegen die schwer erträglichen Nebenwirkungen ausprobiert

05/2014 – 12/2014 **Medikamenteneinnahme relativ gleichbleibend:**

- Behandlung mit Abilify 30 mg und Olanzapin 30 mg
- Kurzfristig Tavor genommen
- Kurzfristig Omipramol eingenommen
- Viele (Naturheil-) Mittel gegen die schwer erträglichen Nebenwirkungen ausprobiert

2015 **EX-IN-Genesungsbegleiter-Ausbildung in Bremen und Bremerhaven begonnen**

- Behandlung mit Abilify 30 mg und Olanzapin 30 mg
- Viele (Naturheil-) Mittel gegen die schwer erträglichen Nebenwirkungen eingenommen

01/2016 **Neues Medikament eingeschlichen**

- Seroquel (Quetiapin) eingeschlichen
- Zyprexa zuerst reduziert
- Abilify kurzfristig reduziert, dann wieder erhöht
- Quetiapin bis Mitte 2016 auf 600 mg erhöht

08/2016 **Neues Medikament eingeschlichen**

- Behandlung mit Quetiapin, Abilify und Amisulprid
- Amisulprid eingeschlichen, ersetzt das Zyprexa
- Abilify langsam zu reduzieren begonnen, im Oktober ausgeschlichen

01/2017 **Beginn der Langzeittherapie mit Amisulprid und Quetiapin**

06/2017 **Beginn des Referendariats in der Forstwirtschaft**

- Behandlung mit Quetiapin 500 mg und Amisuprid 150 mg
- Für eine bessere Leistungsfähigkeit das Amisulprid langsam erhöht und das Quetiapin abgesenkt
- Starke Nebenwirkungen lassen mich an der Durchführbarkeit des Referendariats zweifeln

01/2018 **Bessere Mischung der Medikamente gefunden**

- Quetiapin 100 mg, Amisulprid 400 mg
- Nebenwirkungen immer noch schwer zu ertragen, mit vielen (Naturheil-) Mitteln jedoch auf einem Niveau, um wochentags fast ganztags (mit ausreichend Pausen) arbeiten zu können
- Um die Nebenwirkungen noch zu verbessern, habe ich Mitte 2018 die Depotspritze mit Xeplion 75 mg gegen die Stimmen ausprobiert und zu Beginn dazu nur Quetiapin gebraucht
- Behandlung mit Xeplion und Quetiapin, nach einer Weile auch wieder mit einer geringeren Dosis Amisulprid von 150 mg

03/2019 **Prüfungsstress durch schriftliches Staatsexamen in der Forstwirtschaft**

- Behandlung mit Quetiapin, Amisulprid und Xeplion (Dosis von 75 - 150 ausprobiert) mit den verschiedensten Anpassungen
- Im März zusätzlich Zolpidem 5 mg und Dominal 40 mg zum Schlafen, damit einhergehend auch ein Sinken des Durchhaltevermögens

05/2019 **Prüfungsstress durch mündliches Staatsexamen und praktische Waldprüfung**

- Behandlung mit Quetiapin, Amisulprid und Xeplion mit den verschiedensten kleineren und mittleren Anpassungen
- Im Mai zusätzlich Zolpidem 10 mg und Dominal 40 mg zum Schlafen, damit einhergehend auch ein Sinken des Durchhaltevermögens
- In der mündlichen Prüfung deshalb auch einmal an einem Nachmittag geschwächelt, was eine offizielle Erwähnung fand

11/2019 **Arbeitsbeginn in einer kleinen IT-Firma**

- Ich brauche immer noch mehrere Pausen am Tag
- Firma erhält Zuschuss vom Integrationsamt

09/2020 **Veränderung der Medikation**

- Depotspritze Xeplion ausgeschlichen, das Quetiapin hatte sich inzwischen langsam auf 700 mg erhöht, ich konstatierte gravierende Schlafprobleme
- Nachwirkungen nach Absetzung des Xeplion noch 3 – 6 Monate später spürbar
- Behandlung mit Quetiapin 100 mg und Amisulprid 400 mg; verschiedenste Abänderungen zum Testen der optimalen Dosis
- Nebenwirkungen stellen immer noch eine sehr negative Beeinträchtigung dar

01/2022 **Beginn der intensiven Elektrotherapiebehandlung**

- Schon ab Februar konnte ich das Amisulprid gegen die Stimmen leicht absenken (von Amisulprid 400 mg auf 300 mg)
- Ab Juni integrierte ich das Hanföl in meine abendliche Behandlung, was sich positiv auf das Schlafen auswirkt (Senkung der Dosis Quetiapin), zudem war die Morgenmüdigkeit geringer; Hanföl oral eingenommen, 8 Tropfen (statt Standardmäßig 4 Tropfen) unter die Zunge

10/2023 **Medikamentendosis sinkt spürbar**

- Quetiapin 200 mg, Amisulprid 250 mg
- Weitere kleinere Veränderungen im Fluss mit meinen naturheilkundlichen Behandlungserfolgen
- Nebenwirkungen werden erträglich, es geht mir spürbar besser

Dieser positive Trend setzt sich bis heute (08/2024) fort mit einer Medikation ohne gravierende Nebenwirkungen, aktuell von Quetiapin 300 mg und Amisulprid 150 mg. Dazu sind nur noch ein bis zwei Heilmittel wegen leichter Nebenwirkungen nötig. Auch die Anzahl der längeren Pausen von mind. 30 min. hat sich an normalen Tagen ohne Stress auf zwei reduziert. Kürzere Pausen für eine gute Konzentration und psychische Stabilität mache ich tagsüber bei der Arbeit noch zusätzlich.